泌尿外科临床医学

付海柱 著

云南出版集团公司
云南科技出版社
·昆明·

图书在版编目（CIP）数据

泌尿外科临床医学 / 付海柱著. -- 昆明 ：云南科技出版社，2017.9
ISBN 978-7-5587-0839-8

Ⅰ．①泌… Ⅱ．①付… Ⅲ．①泌尿外科学 Ⅳ.①R69

中国版本图书馆CIP数据核字(2017)第238817号

泌尿外科临床医学

付海柱 著

责任编辑：王建明 蒋朋美
责任校对：张舒园
责任印制：蒋丽芬
封面设计：张明亮

书　　号	978-7-5587-0839-8
印　　刷	长春市墨尊文化传媒有限公司
开　　本	889mm×1194mm　　1 / 16
印　　张	14.75
字　　数	400千字
版　　次	2020年8月第1版　2020年8月第1次印刷
定　　价	68.00元

出版发行：云南出版集团公司云南科技出版社
地　　址：昆明市环城西路609号
网　　址：http://www.ynkjph.com/
电　　话：0871-64190889

版权所有　侵权必究

前 言

《泌尿外科临床医学》由付海柱所著，本专著系统学习泌尿外科疾病的新理论、新知识、新技术，不断提高泌尿外科诊治专科水平，更好地为患者服务是必要的，旨在总结临床经验，全面提高诊疗技术和防治水平。本书除系统阐述临床泌尿外科医师必须掌握的基础知识和技能外，力求全面总结泌尿外科领域的最新理论、研究进展，系统介绍临床诊治的核心技术和关键手段，引导广大临床医师学习和掌握诊断与治疗的新理论、新知识、新技术、新方法。

本书主要研究泌尿外科临床诊疗相关理论和实践。在现代医学观的指导下，以整体泌尿外科临床诊治为方向，加强医疗水平的全面提升至关重要。泌尿外科临床诊疗越来越得到医疗行业的重视。在泌尿外科诊治工作中，每个个体总会遇到各种各样特殊的情况。本书认为，在任务繁重的压力下，很难依靠记忆力记住与病人有关的所有问题。在科学的医学知识指导下，对实践进行了系统的总结，可以促进护士了解病人护理过程中的相关问题。责任心强的专业人员需不同形式的参考书和提示系统提供给病人安全有效的护理。因此，本书认为，加强泌尿外科诊疗的协同非常必要。

本书重点论述常见泌尿外科疾病的诊治。共17章，涉及泌尿外科常见疾病80余种。对每一种疾病的诊疗过程进行了清晰阐述。从询问病史，到体检，从诊断到鉴别诊断，简明实用。本书主要研究全科医学、泌尿外科学科的相关理论实践。在临床医学快速发展的背景下，如何加强对全科医学、泌尿外科与肾脏科等学科理论和实践的探索研究十分必要，对以后的医学的发展和实践具有重要指导意义。

本书的出版得到了各作者所在单位的领导和专家的指导，同时也得到了吉林科学技术出版社相关领导和编辑的大力支持和帮助，在此一并感谢。限于水平，不当之处，恳请各位专家批评指正。

目录

第一章 泌尿及男性生殖系疾病的诊断概论 ... 1
第一节 主要症状及其临床意义 ... 1
第二节 常用检查方法 ... 5

第二章 泌尿及男生殖系创伤 ... 10
第一节 肾创伤 ... 10
第二节 输尿管创伤 ... 16
第三节 膀胱创伤 ... 16
第四节 尿道创伤 ... 19

第三章 泌尿及男性生殖系非特异性感染 ... 27
第一节 膀胱炎 ... 27
第二节 前列腺炎 ... 30
第三节 非特异性附睾炎 ... 34

第四章 泌尿及男生殖系结核 ... 37
第一节 概述 ... 37
第二节 肾结核 ... 39
第三节 男性生殖系结核 ... 43

第五章 尿石症 ... 45
第一节 概论 ... 45
第二节 肾及输尿管结石 ... 48
第三节 膀胱结石 ... 54
第四节 尿道结石 ... 55

第六章 泌尿及男性生殖系肿瘤 ... 57
第一节 概述 ... 57
第二节 肾脏肿瘤 ... 57
第三节 膀胱肿瘤 ... 63
第四节 阴茎癌 ... 67
第五节 睾丸肿瘤 ... 69

第七章 包皮及阴囊内常见病 ... 71
第一节 包皮疾病 ... 71
第二节 鞘膜积水 ... 72
第三节 精索静脉曲张 ... 74
第四节 隐睾 ... 76

第八章 泌尿系梗阻性疾病 ... 79

  第一节 概述 79
  第二节 前列腺增生症 82
第九章 肾上腺疾病的外科治疗 88
  第一节 概述 88
  第二节 皮质醇增多症 88
  第三节 原发醛固酮增多症 91
  第四节 嗜铬细胞瘤 94
第十章 泌尿外科常规工作 98
  第一节 病案记录 98
  第二节 一般诊疗技术常规 101
  第三节 泌尿外科护理常规 106
第十一章 主要外伤性疾病诊疗技术及护理常规 109
  第一节 肾损伤 109
  第二节 输尿管损伤 111
  第三节 膀胱损伤 112
  第四节 尿道损伤 113
  第五节 肾结核 115
  第六节 附睾结核 117
  第七节 膀胱炎 117
  第八节 非特异性附睾炎 118
  第九节 前列腺炎 119
  第十节 肾结石 120
  第十一节 输尿管结石 121
  第十二节 膀胱结石 122
  第十三节 尿道结石 123
  第十四节 肾肿瘤 123
  第十五节 输尿管肿瘤 125
  第十六节 膀胱肿瘤 125
  第十七节 前列腺癌 127
  第十八节 睾丸肿瘤 128
  第十九节 阴茎癌 128
  第二十节 鞘膜积液 129
  第二十一节 精索静脉曲张 130
  第二十二节 包茎与包皮过长 130
  第二十三节 隐睾 131
  第二十四节 尿道下裂 131

  第二十五节　前列腺增生症……………………………………………………132

  第二十六节　乳糜尿……………………………………………………………133

  第二十七节　肾积水……………………………………………………………134

  第二十八节　肾血管性高血压…………………………………………………135

  第二十九节　皮质醇增多症(CuShing 综合征)………………………………136

  第三十节　原发性醛固酮症……………………………………………………137

  第三十一节　嗜铬细胞瘤………………………………………………………138

第十二章　泌尿外科主要手术常规…………………………………………………140

  第一节　耻骨上膀胱切开及造口术……………………………………………140

  第二节　膀胱切除术……………………………………………………………141

  第三节　前列腺摘除术…………………………………………………………143

  第四节　肾及肾盂手术…………………………………………………………146

  第五节　肠袢在尿路的应用……………………………………………………149

  第六节　原发性醛固酮增多症…………………………………………………151

  第七节　嗜铬细胞瘤手术………………………………………………………151

  第九节　阴囊手术………………………………………………………………152

  第十节　精索静脉曲张高位结扎术……………………………………………153

  第十一节　阴茎部分切除术及全切除术………………………………………154

第十三章　泌尿外科基本技术操作…………………………………………………155

第十四章　生殖系统特异性感染的手术治疗………………………………………163

第十五章　泌尿系统结石治疗术……………………………………………………167

  第一节　体外冲击波碎石术……………………………………………………167

  第二节　泌尿系统结石开放手术………………………………………………169

  第三节　经皮肾镜碎石取石术…………………………………………………182

  第四节　输尿管镜碎石取石术…………………………………………………185

  第五节　腹腔镜输尿管切开取石术……………………………………………188

第十六章　前列腺增生治疗术………………………………………………………191

第十七章　泌尿、男生殖系统肿瘤治疗术…………………………………………194

  第一节　肾肿瘤治疗术…………………………………………………………194

  第二节　单纯性肾囊肿治疗术…………………………………………………197

  第三节　肾盂和输尿管上皮肿瘤治疗术………………………………………199

  第四节　膀胱肿瘤治疗术………………………………………………………201

  第五节　尿道肿瘤治疗术………………………………………………………213

  第六节　前列腺癌治疗术………………………………………………………218

  第七节　睾丸肿瘤治疗术………………………………………………………**220**

第八节 阴茎癌治疗术 223
第九节 精囊囊肿治疗术 225

第一章 泌尿及男性生殖系疾病的诊断概论

第一节 主要症状及其临床意义

一、血尿

正常的尿液含有极少量的红细胞。未经离心的尿液在显微镜下每个高倍视野可有红细胞 0~2 个，如果超过此数，即为血尿。

血尿是泌尿及男性生殖系疾患最常见和最重要的症状。造成血尿的最主要原因是泌尿系及男性生殖系疾患。此外亦可由泌尿系之外的其它疾患所致，如心血管疾患、血液疾病、过敏性疾病等均可发生血尿。对泌尿外科来说，肉眼血尿的临床意义更为重要，应引起高度重视。诊断时应注意与色素尿、血红蛋白尿以及月经血或痔核出血混入尿液等进行区别。对于血尿患者的诊断，就是要解决定位和定性两个问题，即血液来自何处和出血的原因。

（一）血尿的定位分析

1．初血尿：血尿仅见于排尿的开始，病变多在尿道。

2．终末血尿：排尿行将结束时出现血尿，病变多在膀胱三角区、膀胱颈部或后尿道。

3．全程血尿：血尿出现在排尿的全过程，出血部位多在膀胱、输尿管或肾脏。

以上三种血尿，可用尿三杯试验加以区别。

（二）血尿的定性分析

血尿的原因可以从其是否伴有其它症状进行分析。无症状的血尿应首先考虑泌尿系肿瘤的可能性。血尿伴有疼痛，尤其是伴有绞痛应考虑尿路结石，如伴有尿痛及尿流中断，应考虑膀胱结石，如伴有明显膀胱刺激症状，则以尿路感染、泌尿系结核以及膀胱肿瘤等为多见。此外，应结合患者病史、年龄、血尿的色泽、程度等对血尿的原因进行综合判断。

二、尿混浊

指排出的尿液混浊不清亮，常见于三种情况。

（一）脓尿：指尿中含有脓液，镜检可查见大量脓细胞。表明泌尿系存在感染。脓尿可来源于肾脏、膀胱、前列腺或尿道。

（二）乳糜尿：尿液中含有乳糜，呈乳白色，状如牛奶，静置时间较长可形成乳糜凝块。常为丝虫病所引起，可与血尿同时存在，称为乳糜血尿。乳糜试验可以定性。

（三）磷酸盐尿：指尿中含有较多的磷酸盐，尿液混浊如石灰水样，镜检可见到磷酸盐结晶，可由于尿液碱化或泌尿系存在能分解尿素的细菌感染所致。磷酸盐尿在加热或加酸后尿液可转为清亮，此点可与乳糜尿和脓尿区别。

三、膀胱刺激症状

指尿频、尿急和尿疼。排尿次数增多谓之尿频，排尿有急迫感谓之尿急，排尿时感到疼痛谓之尿疼。正常人白天排尿3～5次，夜尿0～2次。日间尿次随饮水、气候和个人习惯等而异，但夜尿次数较为恒定，故夜尿次数增多临床意义较大。

膀胱刺激症状的最常见原因为非特异性膀胱炎。此外，泌尿系结核、膀胱结石、肿瘤和异物、前列腺增生症、下尿路梗阻、前列腺炎、精囊炎等均可发生膀胱刺激症状。

四、排尿困难

多由于膀胱以下的尿路梗阻所致。表现为起尿慢、排尿费力、尿线变细、射力减弱、尿流中断、滴沥等。可见于前列腺增生症、包茎、尿道狭窄、膀胱或尿道的结石、肿瘤、膀胱颈挛缩等，神经性膀胱也可致排尿困难。

五、尿潴留

指尿液潴留于膀胱内不能排出。凡能引起排尿困难的病因，进一步发展，即可产生尿潴留。此外，脊椎麻醉后也可出现暂时性尿潴留。

六、尿失禁

膀胱内尿液不能控制而自行流出，称为尿失禁。可分为以两类：

(一) 真性尿失禁

1. 主动性真性尿失禁

是指由于逼尿肌之强直性收缩致使尿液随时克服括约肌之管制而滴出，膀胱经常处于排空状态。其原因有严重的膀胱炎、结核性膀胱炎、某些神经病所致膀胱痉挛如多发性硬化症（Multipe Sclerosis）以及婴幼儿之遗尿等。

2. 被动性真性尿失禁

是指由于括约肌的破坏或瘫痪或异常瘘道之形成，致尿液经常滴出。原因有子宫脱垂、膀胱颈之动度过大、产后尿道括约肌损伤、过度的尿道扩张、前列腺摘除术后、脐尿管瘘、输尿管异位开口等。经产妇的压力性尿失禁也多属此类。

(二) 假性尿失禁

指膀胱经常处于充盈状态，而致尿液不断滴出，亦称为充盈性尿失禁。其括约肌本身并无损伤，其原因是尿梗阻，如前列腺增生、尿道狭窄、神经障碍或损伤如脊髓痨、膀胱瘫痪及脊髓损伤早期的脊髓休克阶段。

七、疼痛

是泌尿及男性生殖系疾患的常见症状。需问明疼痛的部位、性质、程度、疼痛是否有放射、放射至何部位以及其它伴随症状等。

(一) 肾脏的输尿管的疼痛

肾脏疾患可以引起腰痛或上腹痛，可呈隐性的钝痛或胀痛，如肿瘤、肾积水、肾结石等，有时亦可表现为尖锐剧痛或绞痛，如肾脏或肾周的急性化脓性感染、肾肿瘤晚期，肿瘤组织侵袭肾门附近的神经根以及游走肾肾蒂急性扭转等。绞痛常见于肾盂和输尿管梗阻所致的痉挛。结石或血块沿输尿管向下移动时可引起剧烈绞痛，并可向下腹、会阴、大腿内侧放射，临床上称为肾绞痛。还有一种肾区疼痛为反射性疼，肾脏本身并无疾患，而是由他处反射而来如前列腺疾患、外阴疾患、女性盆腔器官疾患等。此外，一侧肾脏疾患亦可通过肾肾反射引起对侧肾区疼痛。

(二) 膀胱疼痛

位于耻骨上部，多为隐痛或胀痛，可由于炎症、结石、梗阻、膀胱过度膨胀而引起。膀胱炎症波及粘膜下层或肌层时也可引起严重疼痛，如间质性膀胱炎、严重的结核性膀胱炎。此外，膀胱肿瘤晚期或尿道内口附近的肿瘤，除严重的疼痛不适外，常伴有尿频、尿急及排尿困难，有时疼痛可放射至阴茎头部。

（三）尿道、前列腺、精囊疼痛

常由于炎症、结石、尿道狭窄，前列腺炎及精囊炎等所致，尿道疼痛的定位比较明确，前列腺和精囊的疼痛部位常不甚明确，并可有放射性疼。

（四）睾丸及其附近的疼痛

可因炎症、外伤、肿瘤、扭转及精索静脉曲张等所致。急性附睾炎、睾丸炎、急性睾丸扭转、外伤等疼痛较剧，精索静脉曲张可有坠胀疼，睾丸肿瘤早期常无疼痛症状。

八、肿块

（一）肾脏肿块

肾脏肿块常见于各种原因所致的肾脏体积增大如肾积水、肿瘤、结核、畸形如多囊肾和马蹄肾以及肾脏的位置过低如肾下垂、异位肾等。肾脏肿块可在触诊检查时被发现。

（二）膀胱肿块

尿潴留时可在下腹部耻骨上区触及膨大的膀胱，导尿之后肿块消失。较大的膀胱肿瘤或巨大膀胱结石可在双合诊时被触及。

（三）阴囊内肿块及阴茎肿块

应注意肿块的部位、大小、性质、活动度等。

阴囊肿大、皮肤变薄、囊性感、透光试验阳性者常为睾为或精索鞘膜积液，精索蚓状肿物、平卧消失系精索静脉曲张。睾丸增大、沉重感、感觉减退或消失多为肿瘤。附睾肿大，压痛，精索增粗，多为急性附睾炎。附睾肿大，硬、不平或结节状，多为附睾结核。附睾头部小球状囊性肿物，透光试验阳性，多为附睾囊肿。阴茎头部或包皮之菜花状肿物，有恶臭，多考虑肿瘤，乳头状肿物、多发，常为尖锐湿疣。成人阴茎海绵体不规则硬性肿块多为阴茎海绵体硬结症。

九、性机能障碍

（一）阳萎

指有性欲而阴茎不能勃起或勃起不力。多数并无器质性疾患，系精神作用或大脑加强对勃起抑制所致。部分患者系因器质性疾患如内分泌原因、动脉梗阻、静脉闭锁不全及神经原因所引起。

（二）早泄

指射精过早，严格说是指性交前即已排出精液。系由于大脑的病理性兴奋或脊髓中枢兴奋增强所致。

（三）遗精

指在无性交活动时发生的射精。

性机能为一极复杂的生理过程，与人体的精神状况、心理状态、大脑皮质功能、内分泌功能及性器官等诸多因素均有关联。过去认为性机能障碍主要是功能性障碍，很少由生殖系器质性病变所引起。但近年来的研究表明除功能障碍之外，生殖器官本身的器质性疾患也占有相当的比例。

第二节　常用检查方法

一、体格检查

应在全身系统检查的基础上，对泌尿及男性生殖器官进行系统而细致的检查。

（一）肾脏

1. 首先应观察两侧肾区是否对称，有无隆起，脊柱是否侧弯等。

2. 肾脏触诊，可取仰卧位，屈髋曲膝，使腹肌松弛。采用双手合诊，左手置于腰背脊肋角区，右手置于腹部肋缘下，嘱患者深呼吸，亦可采用侧卧位、坐位或立位。正常情况下，肾脏常不能触及，偶可触及右肾下极。当肾脏肿大、下垂或异位时，则可被触及。应注意部位、大小、质地、活动度及表面情况等。

肾区叩诊可了解有无叩击痛，以左手掌贴于脊肋角区，右拳叩击左手背，如叩痛明显，常有临床意义。

听诊不常用，肾动脉狭窄者可在腹部或下背部听到血管杂音。

（二）输尿管

由于位置深，于体表不能触及，很少有阳性发现。如果患者消瘦，输尿管有较大结石或肿物，则偶可触及。输尿管在跨过骨盆缘处，距腹壁最近，被称为输尿管点，其体表的投影相当于脐与髂前上棘联线内中三分之一交点下内1.5厘米处。输尿管点压痛，提示输尿管病变。输尿管下端病变可通过肛指或阴道指诊进行检诊。

（三）膀胱

膀胱充盈时可于耻骨上触及，疑为耻骨上肿物时，应在导尿后再行检查。检查时触诊和叩诊可联合应用之。

（四）外生殖器

应注意阴毛之有无及其分布情况；阴茎发育情况，有无畸形、包茎或包皮过长，阴茎头或冠状沟有无溃疡、肿物，尿道外口有无狭窄、炎症及分泌物，阴茎海绵体有无硬结。注意两侧睾丸之大小，形状，硬度，重量及有无压痛；注意两侧附睾大小，有无结节、肿物、头体尾情况；注意两侧精索有无结节、肿物，有无蚓状曲张物；并注意检查两侧输精管的情况，注意粗细及有无结节等。

（五）前列腺和精囊

肛门指诊可了解前列腺之大小、质地、表面情况、中间沟深浅、有无结节及压痛等。精囊在正常情况下触不到，如精囊增大或有肿瘤、炎症时可触及，或可有触痛。

二、化验检查

（一）尿液检查

1．尿常规检查

包括颜色、透明度、酸碱反应、比重、蛋白、尿糖及显微镜检查。

不离心的尿液标本，每个高倍镜视野可有红细胞 0~2 个，白细胞 0~3 个。超过此数，表明有泌尿系疾患。

2．尿液细菌学检查

尿标本采集方法：（1）消毒尿道外口，收集中段尿；（2）无菌导尿；（3）耻骨上膀胱穿刺抽取尿液（需在膀胱充盈时）。

普通细菌培养，细菌计数每毫升 10 万以上为尿路感染，应同时做药敏试验，供临床用药参考。检查结核杆菌需收集 24 小时尿，浓缩后抗酸染色，应连续作三天。

3．尿的细胞学检查

应收集新鲜尿液的沉渣，涂片染色，镜检查肿瘤细胞。肾盂癌或膀胱癌常可查见瘤细胞。采用荧光显微镜检可提高检出率。

4．24小时尿中内分泌物质测定

尿内儿茶酚胺及其代谢产物3－甲氧基4－羟基苦杏仁酸（VMA）、醛固酮、17－羟类固醇、17－酮类固醇等的测定对诊断肾上腺疾病有重要意义。

（二）前列腺液检查

用前列腺按摩法采取前列腺液。正常前列腺液为稀薄乳白色液体，镜检：有很多卵磷脂小体，每高倍视野白细胞数在10个以下，偶见精子。前列腺炎时，白细胞或脓细胞每高倍视野10个以下，有的成堆，卵磷脂小体减少，偶可查到滴虫。前列腺液亦可做细菌培养。急性前列腺炎或疑有前列腺癌时，不宜做前列腺按摩。

（三）精液检查

了解男性生育能力或输精管结扎术后的效果。一周内没有排精，用手淫方式采取精液标本，立即送检或保存在体温下半小时内送检。正常精液量3～6毫升／次，乳白色粘稠液体，5～30分钟后开始液化。精子计数每毫升6000万以上，精子活动率应在60％以上，畸形精子少于10％。精子总数减少、活动力降低，以及畸形增多均影响生育。

三、X线检查

是泌尿生殖系疾病的重要诊断手段，检查前需进行肠道准备。

（一）尿路平片

可了解肾脏的位置、大小、泌尿系有无结石、钙化阴影、脊柱及腰大肌情况。

（二）尿路造影

常用的有静脉尿路造影（排泄性尿路造影）及逆行肾盂造影（逆行性尿路造影）。静脉造影方法简单，患者痛苦少，可同时了解双肾功能，但有时显影不满意，对有机碘造影剂过敏的患者不能进行此种检查；逆行造影需做膀胱镜检查及输尿管插管，有一定痛苦，但影像比较清晰。两种造影方法各有优缺点，可互为补充。

其它的尿路造影还有膀胱造影、尿道造影、肾盂或肾盏的穿刺造影以及精路造影等等。是通过不同的途径将造影剂注入尿路的各个部分，拍摄X光以片以了解泌尿及男性生殖系统的情况。通过造影检查，可以显示病变的部位、性质、损害程度并可藉以了解泌尿及男性生殖系统的功能情况，从而对许多泌尿生殖系疾患的诊断和治疗提供重要的依据。

（三）肾动脉造影

经股动脉穿刺，将导管导入腹主动脉，必要时可插入一侧肾动脉，注入造影剂行肾动脉造影或选择性肾动脉造影。对肾血管病变、肾肿瘤，肾创伤等均有重要诊断价值。近来还可作为治疗手段如肾动脉扩张成形术治疗肾动脉狭窄所致的肾血管性高血压；肾动脉栓塞术治疗肾创伤和肾肿瘤以及对肾肿瘤进行化疗等。

此外，经过隐静脉将导管插入下腔静脉作腔静脉造影，对腹膜后肿瘤，腔静脉内癌栓等也有诊断价值。

（四）腹膜后充气造影

将气体注入腹膜后间隙进行摄片，可使肾、肾上腺、腹膜后肿瘤等获得清晰显示。但近来由于 B 超、CT、NMR（核磁共振）等的应用，此种侵入性造影检查已少用或不用。

（五）淋巴造影

经足背、阴茎或精索的淋巴管注入专用造影剂可显示腹股沟、髂部及腹膜后的淋巴管和淋巴结，对泌尿生殖系肿瘤有无淋巴转移以及对乳糜尿的诊断都有帮助。还可做为选择手术方法，判断疗效及予后的参考。

（六）电子计算机断层扫描（CT）

为非侵入性检查，对泌尿生殖系肿瘤、囊肿、肾上腺肿瘤等占位性病变诊断准确率很高。对恶性肿瘤的早期诊断、肿瘤分期等均有较高价值。它的分辨率高于 B 超，在临床已获得广泛应用。

此外数字减影动脉造影术也有其特定优点，但目前尚未广泛应用。

四、内窥镜检查

（一）膀胱镜检查

为泌尿外科的基本检查手段，应有广泛。但检查时应掌握好适应征和禁忌征，严格无菌操作，防止并发症。膀胱镜可以用来直接观察膀胱内情况，可以通过输尿管插管、造影、进一步了解肾脏及输尿管的情况。膀胱内结石、炎症、肿瘤、异物、憩室、前列腺情况、血尿、乳糜尿的来源等可以清楚地观察。还可以进行取活检，取异物、电灼、电凝止血等诊疗操作。近来又有可曲式软性膀胱镜问世，可以更灵活地对膀胱进行更全面地观察及诊疗性操作，并可减少检查时的不适感。

（二）尿道镜检查

对尿道疾患有重要的诊断治疗价值。可以确定尿道炎症、溃疡、新生物等疾患，还可同时进行电灼、切割及取活检等。

（三）前列腺电切镜

是在膀胱镜和尿道镜基础上发展的新型经尿道电切除镜,主要用于经尿道切除前列腺(TURP),治疗前列腺增生症。还可用于膀胱内肿瘤电切(TURBT),尿道电灼及膀胱颈尿道内瘢痕切除等。

(四)输尿管肾盂镜

经尿道、膀胱插入输尿管以至肾盂来进行观察、取石、碎石、活检、电灼肿瘤等。需在 X 线荧屏监视下操作。

(五)经皮肾镜

经皮穿刺、扩张,将肾镜插入肾盂或肾盏,进行取石、碎石、活检及肾造瘘等,也需在 X 线荧屏监视下操作。

五、其它常用检查

(一)B 超检查

对泌尿生殖系疾病有重要诊断价值。对肾上腺肿瘤、肾占位性病变、肾积水、肾囊肿、尿路结石、膀胱肿瘤,前列腺、睾丸疾患等均有重要诊断价值,它对病变的分辨率较 CT 为低,但其探查方向灵活,操作简易,价廉,可多次重复检查,临床应用极为广泛。彩色多普勒 B 超显象可以清楚地显示肾血管灌注情况,可以监测肾移植术后移植肾的血液灌注情况。

(二)同位素检查

1. 同位素肾图

系通过静脉注入同位素示踪剂,通过仪器监测示踪剂在肾脏的分布来检查分侧肾功能的,可以直观地显示出肾功受损及尿路梗阻的程度。

2. ECT

系应用放射性示踪剂经静脉注入后,进行闪烁性照像或扫描,影像经电子计算机处理,显示肾脏的形态、位置及占位病变的情况等,也可以了解肾功能,对移植肾的肾功能情况亦可予以监测。

(三)核磁共振 CT(NMR-CT)

核磁共振现象是 1964 年发现的。核磁共振成像是一种利用生物磁自旋成像技术。原子核有自旋运动的特点,在外加磁场内,经射频脉冲激发后产生信号,用探测器探测并经过电子计算机处理而产生断层图像。还可以利用高磁场使人体少量元素成像并进行频谱分析,反映出受检器官的代谢功能、生化和生理信息的空间分布。可用于疾病的早期诊断以及予测疾病过程等。与 CT 比较,它无电离辐射损害，可做横断、冠状、矢状等任何方向的扫描，具有多个成像参数如质子密度，T1、T2 弛豫时间和流动效应等。不用造影剂可以显示血管结构，不受骨和空气人工伪影的影响。其缺点是成像时间长，对钙化不灵敏。

核磁共振 CT 对肾实质性疾病的诊断价值大，可检测出软组织成分的改变，对肾上腺疾患，对肾肿瘤及其分期，对膀胱，前列腺肿瘤及其分期，对隐睾症等均有很高的诊断价值。目前价昂，不能普遍应用，也不能替代基本的诊断手段。

第二章　泌尿及男生殖系创伤

第一节　肾创伤

肾脏位于腰部脊柱两侧后腹膜间隙内，周围有较厚的脂肪垫，有一定的活动度。再外有脊柱、肋骨、腹内脏器及肌肉的保护，一般情况下不易受伤。肾创伤多见于青壮年男性，这与职业及体力活动较多等因素有关。随着现代化工业及交通的发展、发生率已居泌尿生殖系创伤的首位。

一、分类及致伤原因

可分为开放伤和闭合伤，前者多见于战时火器贯通伤或刀刃伤、平时则戳刺伤，多合并有胸腹脏器损伤；后者多见于平时，其致伤原因分为直接暴力和间接暴力。

直接暴力：后腰或上腹部受撞击或挤压可造成肾脏损伤，暴力来自后方或前方可使肋骨突然前移或肾脏突然后移、作用于肾脏而招致损伤。多见于交通事故，土坡倒塌或从高处坠落腰腹部着力于硬物上，此为最常见的原因（图 6-1）。

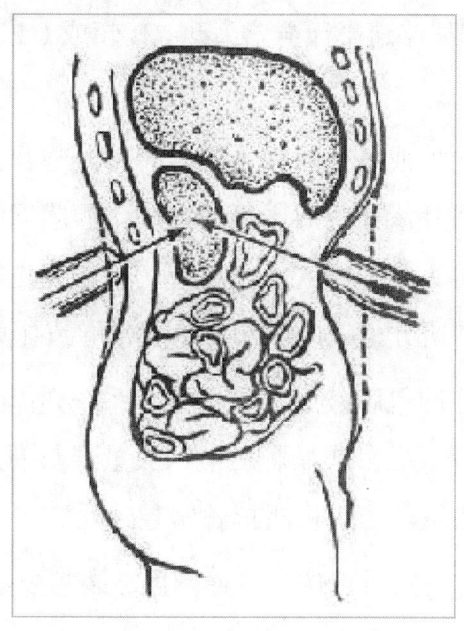

图 6-1 肾脏直接暴力创伤机制

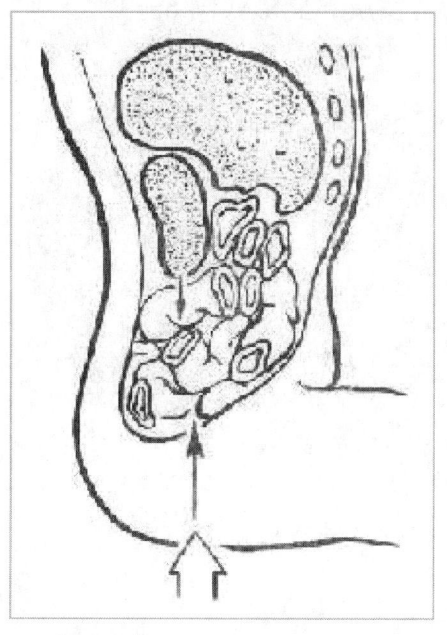

图 6-2 肾脏间接暴力创伤机制

间接暴力：高处跌落，足部或臀部着地及急剧刹车所产生的减速性损伤，这种间接暴力可引起肾蒂的撕裂或肾盂输尿管交界处破裂。（图 6-2）。

腰部肌肉的强力收缩亦可造成肾挫伤，出现血尿。

已有病理改变的肾脏（先天性或后天性器质性疾患）受轻微外力作用亦可造成肾破裂，常被称为自发性肾破裂。

伤情类型按肾脏损伤程度，范围及部位不同可分为：

挫伤：包膜完整，不累及集合系统，只限于肾实质内损伤或包膜下血肿。血尿轻，X线腹部平片和尿路造影无异常发现，B超或CT检查可发现肾实质内血肿及其大小和部位。

裂伤：肾实质有一处或多处较深裂口。裂口若与肾盂盏相通，血尿严重。若伴有包膜破裂，血及尿外渗在肾周围形成血肿。腹膜同时破裂者，血及尿可流入腹腔。X线腹部平片可见肾影增大，密度不匀。尿路造影常见造影剂外溢。B超检查可见肾实质被血肿所分割。此类伤势重者常导致休克。

粉碎伤：肾实质连同包膜破成数块，集合系统亦同时破裂，出血和尿外渗均较严重。尿路造影伤肾不显影或显影迟缓，大量造影剂外溢。肾动脉造影显示肾血管分枝不显影。伤势重，若不积极抢救常导致死亡。

肾盂破裂：常伴有肾实质裂伤，单纯肾盂破裂甚少见，表现尿液外渗的体征。

肾蒂伤：如肾蒂血管完全断裂，大量出血常来不及抢救。较小血管断裂有时可自行栓塞，动脉造影肾实质不显影（图6-3）。

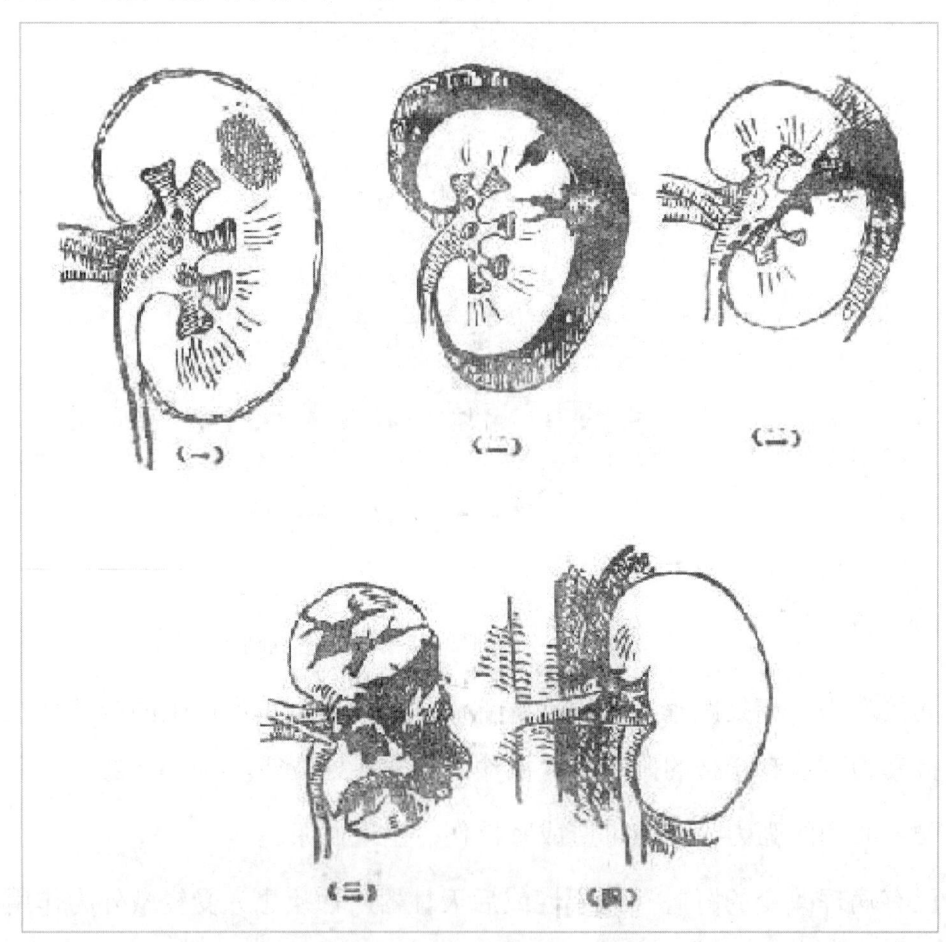

图 6-3 肾脏创伤的类型

二、诊断

（一）有腰腹部受直接或间接暴力的外伤史。伤后出现血尿时，即高度提示有肾损伤。

（二）临床表现：因外力的强弱和肾实质损伤程度而异。

1．休克：可由于创伤及（或）出血导致休克。伴有合并伤尤当腹内实质脏器损伤时更易出现。故治疗期间严密观测生命体征至为重要。

2．血尿：为肾创伤最常见、最重要的症状，以肉眼血尿为多见。值得注意的是血尿的程度并不一定与创伤严重程度相一致。因此临床上不能以尿中血量多少来判断伤势轻重。血尿不重时，多在数日内消失，若伤后活动过早或并发感染，可出现继发出血。

3．局部肿块：血和尿外渗至肾周围组织，可在上腹部深处扪及肿块，应观测有无继续扩大。若局部疼痛加重伴有高热，血白细胞增高，是肾周围感染的表现。

4．疼痛及肌紧张：伤部软组织损伤、肾实质损伤、肾包膜激惹均可引起腰部或上腹部疼痛。血块阻塞输尿管亦可产生绞痛。外渗的血和尿流入腹腔时可引起典型腹膜刺激症状。疼痛部位可有肌紧张及压痛。

5．合并伤的症状：肾的开放性或闭合性损伤均可能合并胸、腹脏器及脊柱或远处组织损伤。临床上常相互掩盖其症状和体征，诊查时应予注意，否则易引起漏诊误诊。

6．肾开放伤：根据伤道部位和方向及伤道漏尿推测有无肾创伤，但创口不一定有大量出血或漏尿，由于此类创伤均有合并伤，应早行手术探查。

三、检查：

（一）尿液：血尿为重要依据，故尿液检查极为重要，如不能自行排尿，应行导尿检查。为进一步对血尿动态观察，每1～2小时用直径相同的试管留尿标本一次，或留存每次排尿标本，依次排列进行对比。

（二）X线检查：

腹部平片：肾挫伤一般无异常发现。肾裂伤可见肾影增大或模糊，腰大肌影消失，脊柱凸向健侧，或可见有骨折等。如为枪弹伤则可见有金属异物。

排泄性尿路造影：应在伤情允许下进行。一般须用双倍或大剂量造影剂获得理想的结果。此法不但能了解伤肾情况也可检查对侧肾脏的存在和功能。肾挫伤时，肾盂肾盏显示正常，肾盏可因包膜下血肿而轻度移位。肾裂伤时可见部分肾盏显影迟缓，造影剂外溢处即为肾实质裂伤部位。粉碎伤时肾盂肾盏多不显影或有多处造影剂外溢。

肾动脉造影：不作为一项常规性检查，仅在肾盂造影失败不能明确诊断时才进行，尤对血管损伤诊断具有重要意义。

逆行肾盂造影：此法对集合系统创伤有诊断价值，作为一种补充检查。由于易遭致感染及有一定痛苦，临床上已很少采有。

（三）核素肾扫描：挫伤时扫描图上显示正常。裂伤可见肾外形不光整。血肿处呈放射性冷区。可作为一项补充检查。

（四）B 型超声和 CT 检查：均可查出肾实质情况和血肿的部位、范围。

以外伤史为线索，根据查体的阳性发现及血尿存在，可初步确诊肾损伤。X线平片及排泄性造影、B 超可作为常规检查，必要时可选择性地施行肾动脉造影、CT 检查以获得硬精确的判断，为治疗方法选择作出决策。

四、治疗

（一）闭合伤的治疗原则：

1．肾挫伤和表浅裂伤：一般采用非手术疗法。

（1）绝对卧床休息，至少 14 天。

（2）必要时输液或输血。

（3）止痛及止血药物。

（4）抗生素以预防感染。

（5）密切观察病情变化，生命体征、血红蛋白、红细胞压积、尿中血量及腹部包块大小的改变。在观察期间出现下列情况之一，应及时改用手术治疗。

（1）休克未能纠正或经纠正后再度出现者。

（2）24 小时内血尿未见减轻而进行性加重。或血红蛋白，红细胞进行性下降者。

（3）腰腹部包块逐渐增大。

（4）局部疼痛加重、体温升高，血白细胞增高有肾周围感染时。

（5）胸或腹部合并伤体征出现。

2．较重的肾裂伤或粉碎伤及集合系统断裂有大量尿外渗时，应采取手术治疗。

（二）开放伤的处理：在伤员一般情况好转后，采用手术治疗，探查肾及其它脏器创伤，给以适当的治疗。术后伤处引流。

（三）手术方法：探查闭合性肾创伤宜采取腹部切口，以便能探查腹内脏器有无合并伤，并能探查对侧肾脏情况。在探查伤肾前，应先阻断肾血流以减少出血量，也可降低肾切除率。

手术疗法因伤情而各异：

1．肾区引流：有大量尿外渗伴有感染迹象时，清除血肿，给以腹膜外引流。

2．肾修补术：适用于肾实质裂伤，先阻断肾血流，清除血肿后，以4－0肠线缝合肾盂肾盏，再以3－0肠线褥式缝合肾包膜及肾实质。创口内填以肌肉碎块，腹膜外放置引流。此法不适用于污染较重的开放伤，因术后易发生感染和继发性出血。

3．肾部分切除：肾裂伤在肾的两极，修复有困难时，可行部分切除术，后果较满意。

4．肾切除术：手术处理原则应尽力保留伤肾，但下列情况下可行肾切除术，伤肾切除前必须确定对侧肾脏功能良好。

（1）肾粉碎伤不能修复者。

（2）肾蒂血管伤已有血栓形成。

（3）肾开放伤污染严重。

（4）伤员病情危急，不能耐受较长手术时间者。

5．肾体外修复及自体移植术，对较重的肾裂伤或孤肾创伤较重者，当伤情复杂或病情危重不能在原位修复，可先将伤肾切除，在离体条件下经冷灌注后再行修补，或以显微外科技术对损伤血管加以成形，再将伤肾置于髂凹行自体肾移植术。

（四）肾动脉栓塞术：选择性肾动脉栓塞术近年逐步应用于肾外伤性出血，尤其对孤肾损伤不宜手术治疗的病例，且有保全残留肾脏功能的功效。

并发症

肾创伤后，早期并发症有继发性出血，肾及肾周围感染和尿瘘形成，晚期并发症有肾积水，肾盂肾炎、高血压、肾结石、尿性囊肿，肾动静脉瘘及无功能肾等。

第二节 输尿管创伤

输尿管系位于腹膜后细长而弯曲的管道，位置深且有一定弹性，因外来暴力损伤者极为少见，可发生于枪弹或刀刃伤，且都合并其它脏器伤；临床上多见的是手术创伤，其中以盆腔手术尤全子宫切除术发生率最高，随腔内泌尿外科发展，因器械操作不熟练、粗暴等因素可导致输尿管医源性损伤。

医原性输尿管损伤的预防：

术者不但要有两个"极端"的精神，更要熟悉输尿管的局部解剖特点及病理状态的输尿管解剖位置的改变。

凡对盆腔内广泛切除诸手术，术前应行尿路造影检查以了解输尿管位置有无变异，亦可术前插管避免术中发生误伤。

输尿管因病变而被牵拉变形、或因炎症粘连严重，解剖关系不清，或因渗血较多急于止血而大块钳夹结扎而误伤等常为造成损伤的客观原因，故手术野充分暴露，仔细止血，对条索状组织要解剖辨认清楚后再做处理，切忌盲目大块钳夹结扎。

腔内器械操作时必须掌握要领，步骤及技巧，手法轻巧，切忌暴力强行通过或牵拉。为防止意外，应在 X 荧光监视、导引下进行较为安全。

输尿管损伤的处理：

治疗目的在于恢复输尿管的连续性，保存伤侧肾功。其具体方法要根据损伤的部位，程度及发现时间而区别对待。

凡手术中即时被发现者，应立即修补吻合，术后 72 小时内发现者力争早期手术。后期确诊的手术伤或外伤，可先行肾造口术，治疗并发症，再择期手术。

第三节 膀胱创伤

膀胱空虚时完全位于骨盆腔内，在充盈时其顶部高于耻骨联合，若下腹部受到暴力作用，膀胱易受创伤。骨盆骨折时，骨折断端可刺伤膀胱，也都发生在膀胱充盈时。膀胱创伤的发生率在平时次于肾脏及尿道创伤，随着现代化交通发展将会增高，战时则占泌尿系创伤的首位。

分类及致伤原因：

闭合伤：膀胱充盈时，下腹部遭受直接暴力或骨盆骨折均可造成膀胱损伤，多见于交通事故或房屋、土坡倒塌等挤压伤。

开放伤：多见于战时火器伤，常合并腹内脏器创伤。

医原性创伤：膀胱内器械操作如膀胱镜检查、输尿管镜操作，腔内碎石等均可造成膀胱损伤。盆腔内手术，输卵管结扎及疝修补术均有误伤膀胱可能。难产时胎头的压迫亦可造成膀胱阴道瘘。

自发性破裂：已有病理改变的膀胱如结核、肿瘤等，多由不被患者所注意的微小外力所引起。

伤情类型

一、挫伤：暴力不大，膀胱壁未破裂，仅伤及粘膜或肌层，无尿外渗，经休息后可自愈。

二、膀胱破裂：膀胱全层破裂，有尿外渗，根据损伤部位，机制与腹膜关系，可分为：

（1）腹膜内破裂：膀胱充盈时，下腹部受直接暴力，使膀胱内压力骤然增高，导致膀胱壁最薄弱处破裂，常多发生于腹膜所复盖的顶部后方，大量膀胱尿溢入腹腔，引起腹膜刺激症状（图6-4）。

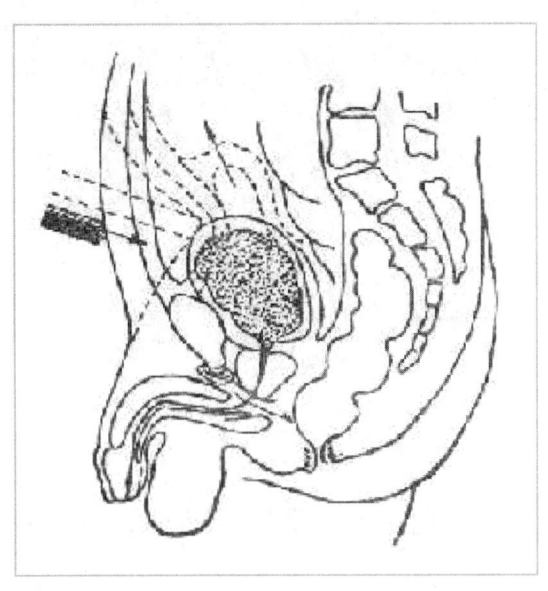

图 6-4 直接暴力所致膀胱破裂

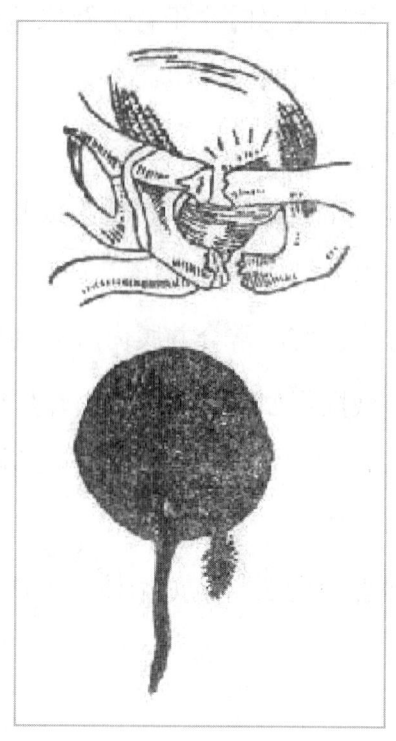

图 6-5 骨盆骨折所致膀胱破裂

（2）腹膜外破裂：多由骨盆骨折所引起。破裂口均在无腹膜复盖的前壁或颈部，故外渗尿均在腹膜外膀胱周围（图 6-5，图 6-6）。

（3）混合型破裂：多见于火器伤或刀刃伤，腹膜内外破裂同时存在。大多有其他脏器合并伤。

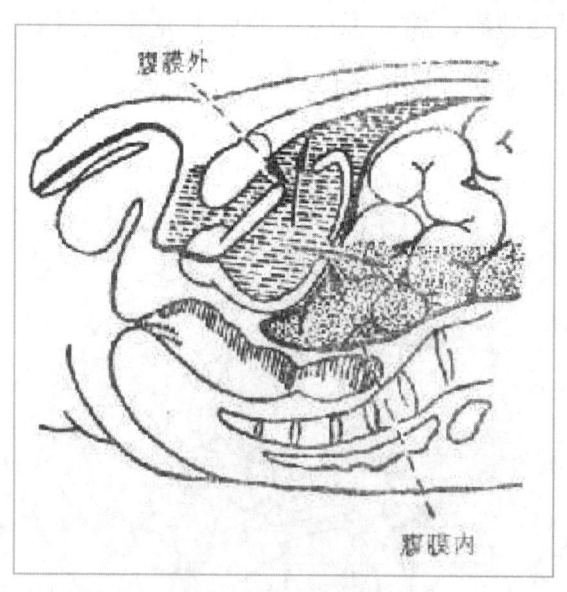

图 6-6 腹膜内、外破裂尿外渗范围

诊断

一、下腹部或骨盆骨折外伤史，手术或器械损伤史。

二、临床表现：可因创伤或出血导致休克，尤在骨盆骨折时，出血量较多常易发生。伤后有频繁的排尿感，但无尿排出或仅有少量鲜血排出。

腹膜内破裂出现下腹部疼痛，常伴有恶心呕吐腹胀等。下腹部有较广泛的肌紧张，压痛和移动性浊音。

腹膜外破裂因尿外渗于膀胱周围，发生下腹部疼痛并放射至会阴部。下腹部有肌紧张和压痛，肛指检查直肠前壁饱满或有波动感，但前列腺固定不动。

开放伤：伤口内可有尿持续流出。

三、导尿及灌注试验：导尿管插入顺利，但无尿液流出或仅有少量血尿。注入定量的无菌盐水后，再抽回盐水量明显减少或增多均提示膀胱破裂。

有时破口较小，抽出注液量改变不明显，故亦可有假阴性。

四、X线检查：注入造影剂行膀胱造影可见有造影剂外渗，拍片要注意从不同角度拍摄，以免外溢的造影剂为膀胱影所掩盖而漏诊。亦可注入少量空气，如发现肝浊音界减少或消失或透视见膈下有游离气体，可明确腹膜内破裂诊断。

治疗

膀胱挫伤：如无排尿困难，不需留置导尿管。

膀胱破裂：一旦诊断膀胱破裂应立即进行手术探查。先探查腹腔，检查有无腹膜内破裂或其他腹内脏器损伤。如无异常，关闭腹膜后，再切开膀胱进行探查。手术原则是缝合裂口，膀胱造瘘和腹膜外引流外渗的血和尿。腹腔内的外渗尿和血清除后不用引流。如腹膜外破裂的裂口较小，缝合又困难时，可单用膀胱造瘘或留置导尿，裂口不加缝合。

开放伤需手术探查，除处理膀胱创伤外，对合并伤作相应的处理。

第四节 尿道创伤

男性尿道分为前、后尿道。前尿道创伤多在球部尿道，后尿道创伤则多在膜部尿道。阴茎部尿道因活动度较大，创伤机会较少。女性尿道因其短而直，受伤机会少。男性尿道创伤在平时为常见的泌尿系创伤。

分类及致伤原因

一、闭合伤：

（1）球部尿道创伤：会阴部骑跨于硬物上，因耻骨弓与硬物的压挤而致伤及球部尿道（图6-7）。

（2）膜部尿道创伤：暴力造成骨盆骨折，骨折断端刺破尿道或骨折部移位使尿生殖膈移位撕裂均可导致尿道创伤，其部位均在膜部尿道（图6-8）。

（3）尿道内创伤：多为医原性损伤、各种尿道器械如尿道探子、金属导尿管，膀胱镜或经尿道电切镜、输尿管镜等使用不当，患者自放异物或尿道内误注腐蚀性药品均可损伤尿道。

二、开放伤：

见于战时火器伤平时刀刃伤或人畜咬伤。火器伤多伴有合并伤。

尿道创伤可根据受伤程度分为挫伤、部分断裂和完全断裂伤。

诊断

（一）外伤史：骑跨伤造成球部尿道损伤。骨盆骨折常造成膜部尿道损伤。

（二）临床表现：

1．休克：球部尿道损伤一般不伴有休克。膜部尿道创伤因伴有骨盆骨折，出血量较多，约半数伤员出现休克。接诊时要注意生命体征的观察。

2．尿道流血：伤后由尿道外口流出鲜血，与排尿无关。膜部尿道或完全断裂的创伤经尿道外口出血机会少。

3．排尿障碍：由于疼痛和括约肌痉挛，出现膀胱胀感和欲尿感，不能排出尿液。接诊时不可强令伤员解尿，以免导致或加重尿外渗。

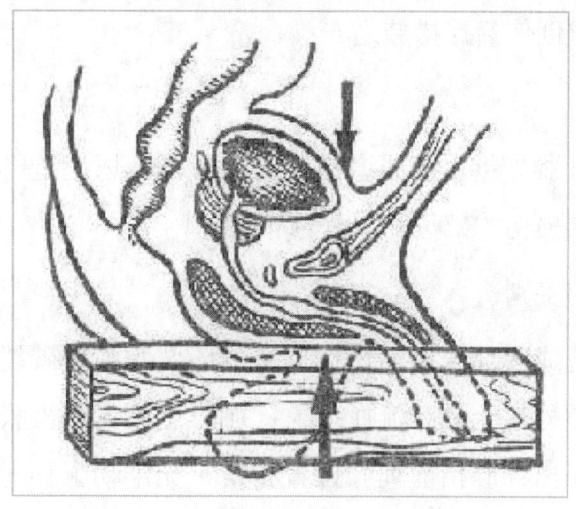

图 6-7 骑跨伤所致尿道球部创伤

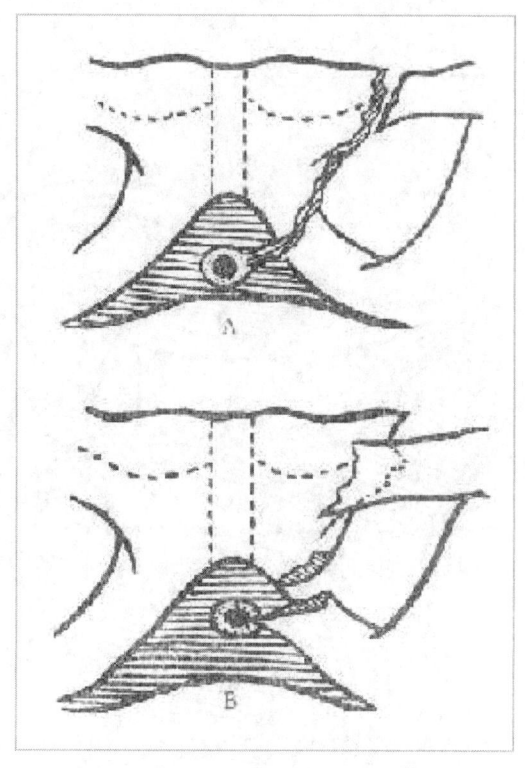

图 6-8 骨盆骨折所致的尿道膜部创伤

4. 尿外渗：球部尿道创伤其血肿和外渗尿的部位均在会阴部，可漫延至阴囊及阴茎或至下腹壁，但不向股部延伸（图 6-9）。膜部尿道创伤则其范围均在尿生殖膈以上膀胱周围（图 6-10）。肛指检查可发现直肠前壁饱满，有波动感。若为完全断裂伤，前列腺可浮动或移位（图 6-11）。

（三）诊断性导尿

导尿管在伤处受阻并有少量血液流出。部分断裂伤时，导尿管可略受阻，但后仍能放入，且出现前段血尿而后段为清澄的尿液。若导尿管能导入膀胱，则留置不拔，作为尿道创伤治疗措施之一。

线检查：

平片可诊断骨盆骨折。由尿道口注入造影剂行尿道造影，可见造影剂由破损处外溢，从而可知损伤的部位和尿外渗范围。

与膀胱创伤的鉴别：

骨盆骨折可造成膜部尿道创伤也可造成膀胱腹膜外破裂。应注意鉴别几点：膀胱破裂后、尿道外口无自行流血现象；耻骨上区无充盈胀大的膀胱；导尿管插入顺利但无尿液流出；肛指前列腺位置正常，无浮动上移现象。尿道损伤则与上述各点相反。但若两者同时均受创伤，诊断较困难，难以判断或鉴别，常须依手术探查来确诊。

治疗

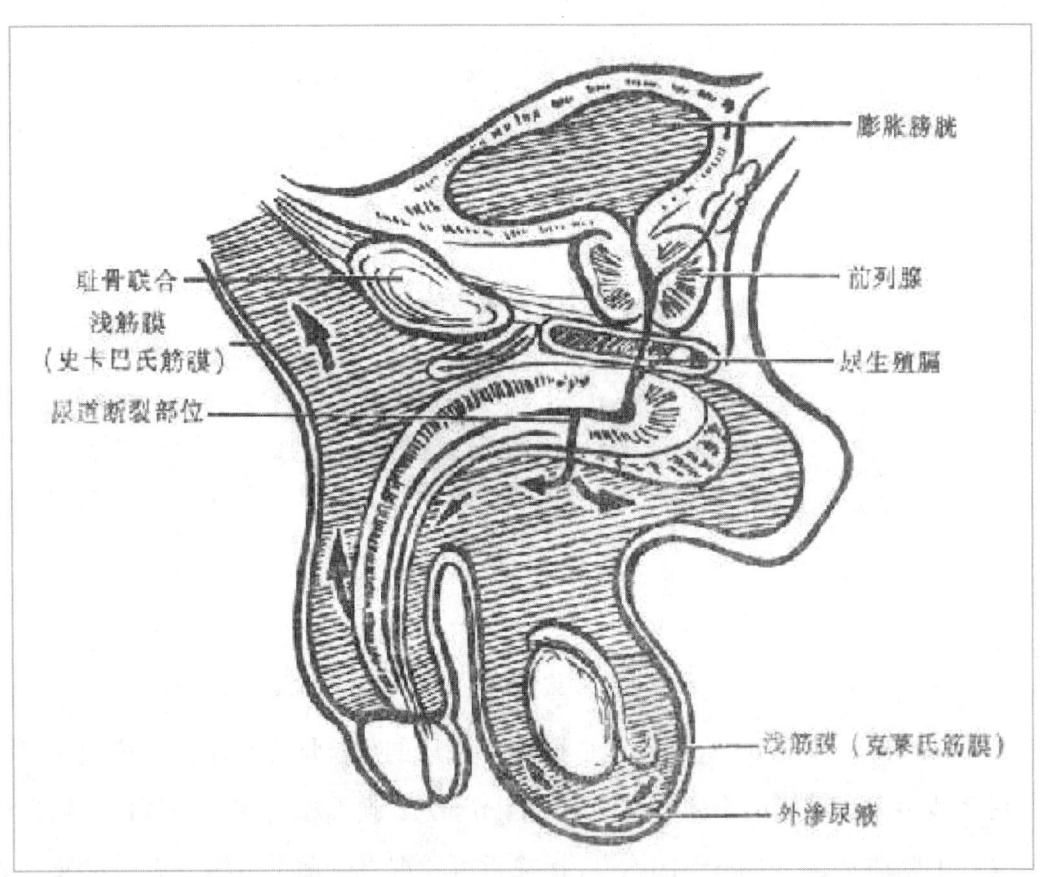

图 6-9 尿道球部创伤尿外渗范围

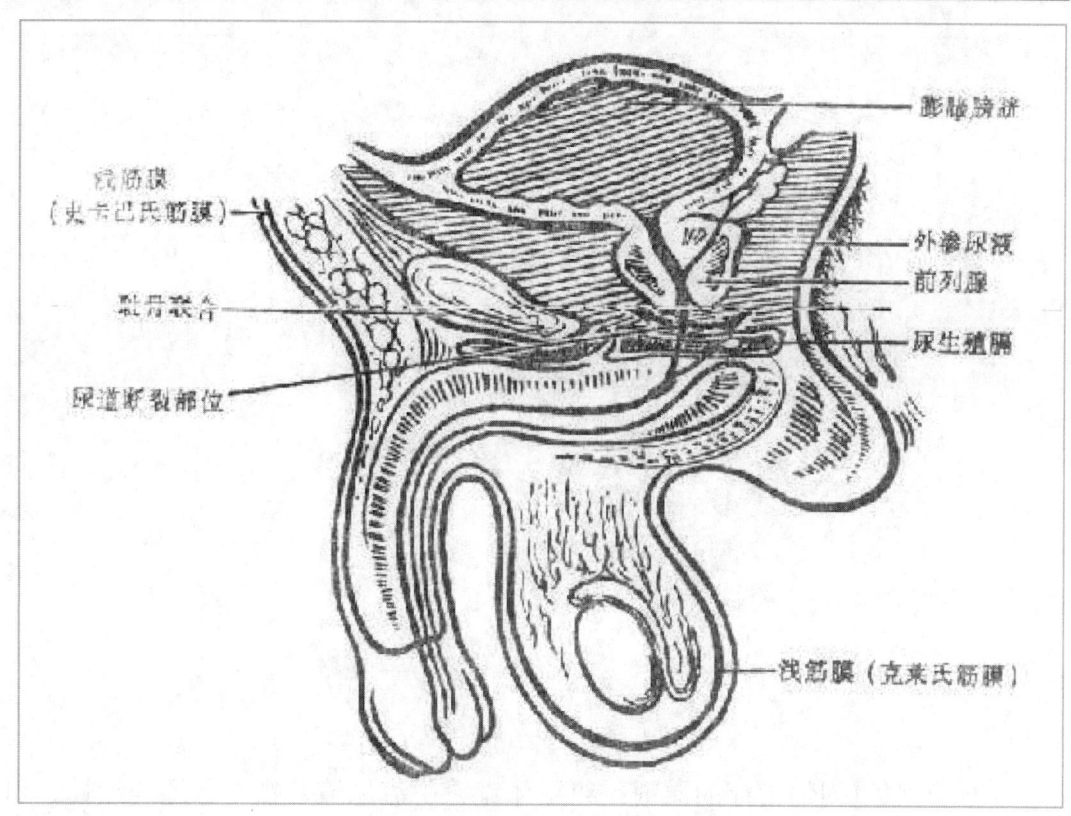

图 6-10 尿道膜部创伤尿外渗范围

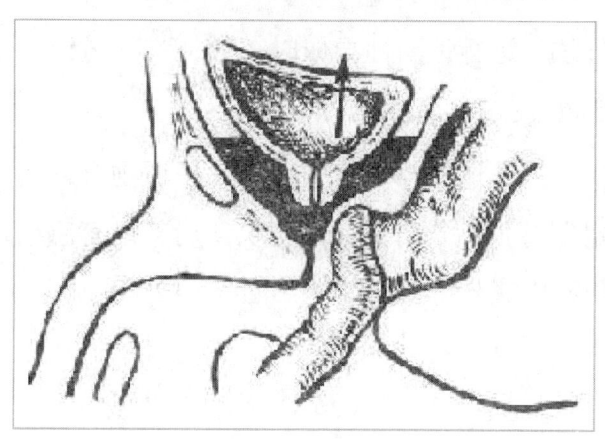

图 6-11 肛指检查前列腺浮动

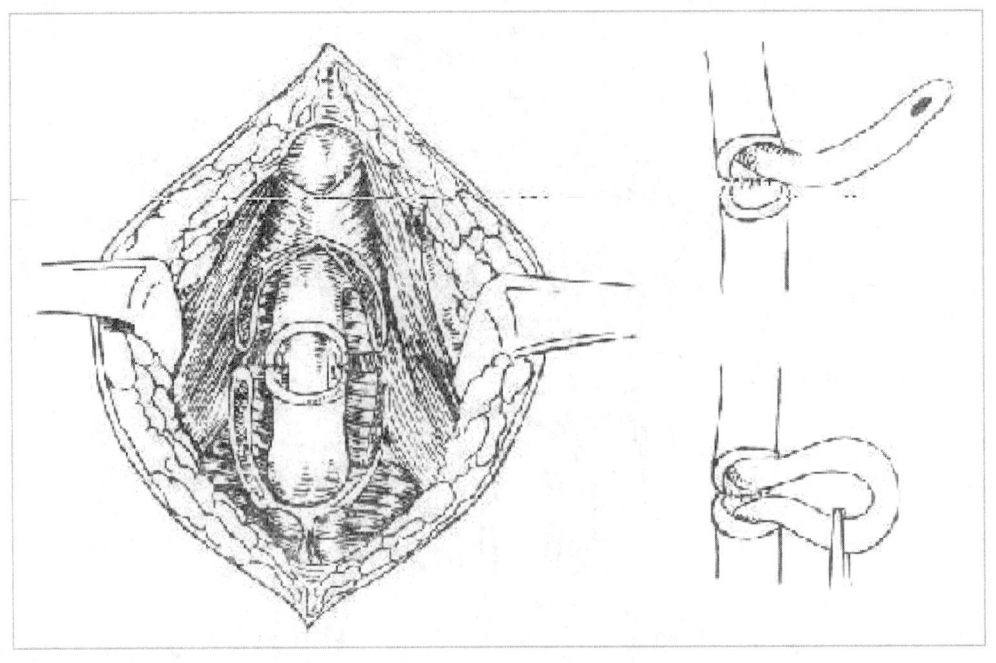

图 6-12 尿道吻合术

（一）尿道创伤治疗的原则：纠正休克、引流尿液、恢复尿道连续性、引流外渗尿、预防尿道狭窄。

（二）具体方法：进行诊断性导尿时，如证实尿道已有创伤而导尿管又能放入膀胱，则留置 3 周，拔管后定期扩张。

球部尿道创伤：行尿道修补及膀胱造瘘，尿道吻合采用外翻褥式缝合法，效果满意，可不必定期扩张。若伤员来诊较晚，局部已有感染，应只作膀胱造瘘，尿外渗处做多处切开引流，待后期处理（图 6-12）。

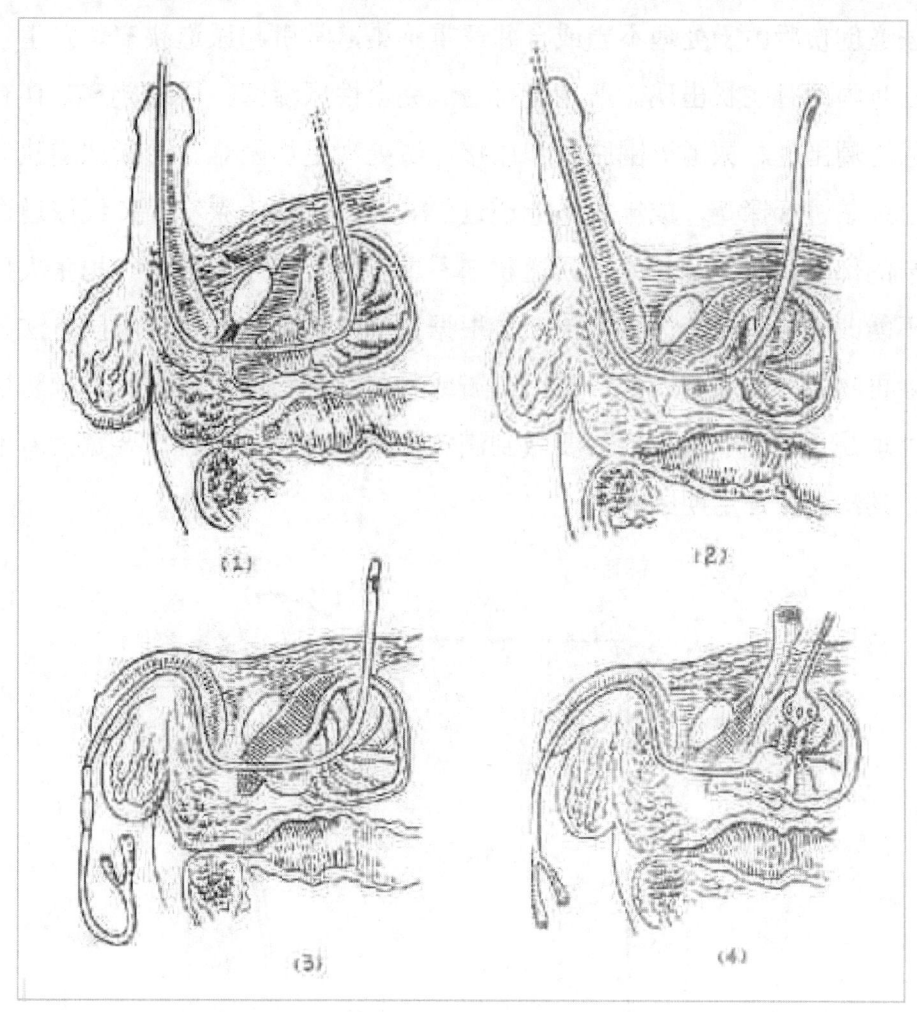

图 6－13 尿道会师术

膜部尿道创伤：目前国内处理方法尚未一致，主要有以下三种：

（1）尿道会师牵引术：伤员无休克或休克确已纠正后，耻骨上切开膀胱，将气囊导尿管内置入与尿道探条弯度相若钢丝作支架，由尿道外口插入，术者以手指伸至尿道内口，在尿道内可触及导尿管顶端，将其引入膀胱内。气囊内灌注染兰色无菌液体15～20ml，返病房后将气囊导尿管呈45度方向牵引，牵引重置约500克，三天后减轻重量，一周后停止牵引，3周后拔管，行尿扩（图6－13，6－14）。此法成功率高，损伤很小。

（2）休克纠正后，立即行一期尿道断端吻合术及膀胱造瘘。

（3）伤后先行膀胱造瘘，三个月后如有排尿困难，则行狭窄段切除，再行吻合术。

若合并直肠创伤，则行结肠造瘘及膀胱造瘘，二期修复尿道。

尿道狭窄的防治

尿道创伤后由于处理不当或合并严重感染，常引起尿道狭窄。发生较早，大都在三月内即有症状出现。严重者可造成完全性尿潴留。尿道狭窄常伴有慢性感染或尿道周围炎、尿道周围脓肿和尿瘘。致处理更加困难。诊断尿道狭窄可用金属尿道探条进行探查，成年人不能通过F16者，可认为狭窄；X线尿道造影可了解狭窄的部位、程度和长度，尿道狭窄不重者可定期尿道扩张。扩张失败或多次扩张不能改善时，应考虑手术治疗。根据狭窄段情况选取各种不同方法，如狭窄段切除再吻合，尿道施入法，采用皮瓣或膀胱粘膜行尿道成形术。预防尿道狭窄早期处理是否正确非常重要，要做到满意的对端吻合，吻合口要宽大。术后控制感染，其次要做好定期尿扩。

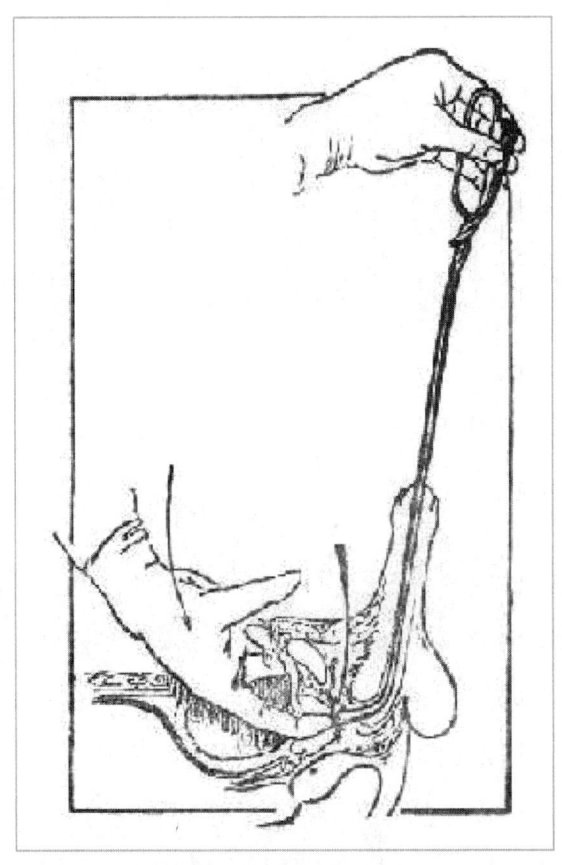

图6-14 改进的尿道会师术

第三章　泌尿及男性生殖系非特异性感染

第一节　膀胱炎

膀胱炎是泌尿系统最常见的疾病，尤以女性多见。本病在大多数病例不是作为一个独立的疾病出现，而是泌尿系统感染的一部分或是泌尿系统其它疾病的继发感染。正常膀胱对细菌有很强的抵抗力，细菌很难能通过尿路上皮侵入膀胱壁，尿道远段内的细菌一般也不能进入膀胱，即使进入膀胱，在正常情况下，也随着尿液的排泄而驱出体外，致使细菌在膀胱内不能停留、繁殖而引起感染。但在上尿路感染、下尿路梗阻、膀胱本身病变抵抗力降低时，正常的膀胱粘膜抗感染屏障容易遭到破坏，则膀胱又极易引起感染。膀胱的炎症可分为急性与慢性两种，两者又可互相转化，急性膀胱炎得不到彻底治疗可迁延成慢性，慢性膀胱炎在机体抵抗力降低或局部病变因素加重时，又可转化成急性发作。

一、病因及感染途径

（一）致病菌：膀胱的非特异性感染最常见的致病菌是革兰氏阴性杆菌，约占70%以上，这些细菌包括大肠杆菌、变形杆菌、产气杆菌、副大肠杆菌、绿脓杆菌等。其次为革兰氏阳性球菌，常见的为葡萄球菌、链球菌，霉菌感染较少见。临床上所见病例不少是由一种细菌以上所致的混合感染。

（二）诱发因素：所有可破坏膀胱粘膜正常抗菌能力、改变膀胱壁正常组织结构及适合于细菌滞留、生长和繁殖的一切因素均可诱发膀胱炎的发生。如尿潴留所致过度膨胀的膀胱损伤了膀胱正常粘膜的屏障作用，下尿路梗阻引起的残余尿不能有效地将进入膀胱的细菌排出体外，结石、异物损伤破坏了膀胱粘膜的正常组织结构，肿瘤、坏死组织有利于细菌生长繁殖，腔内泌尿系检查及治疗如导尿、尿道扩张、膀胱镜检查、逆行肾盂造影等若检查者操作粗暴、无菌观念又差等，也为细菌入侵提供了机会。另外，膀胱炎尚可继发于本系统或邻近器官的感染，如肾脏、前列腺、阴道、宫颈等部位的炎症。

（三）感染途径

1.上行性感染：细菌经尿道进入膀胱，这一感染途径最为常见。女性的尿道短而直，尤其是婴儿期、新婚期及妊娠期更易发生膀胱炎。泌尿系检查经尿道腔内操作时细菌带入膀胱，留置尿管后亦可诱发膀胱炎。

2.下行性感染：继发于肾脏的感染，细菌随尿液经输尿管进入膀胱。

3.局部直接感染：膀胱造瘘后与外界皮肤直接相通，膀胱阴道瘘、膀胱直肠瘘时，细菌经瘘管直接侵入膀胱引起感染。

二、临床表现

（一）急性膀胱炎

急性膀胱炎发病急骤，常在过于劳累、受凉、长时间憋尿、性生活后发病，病程一般持续1～2周自行消退或治疗后消退。其特点是发病"急"、炎症反应"重"、病变部位"浅"。常见的症状有尿频、尿急、尿痛、脓尿和终末血尿，甚至全程肉眼血尿。严重者膀胱由于炎症刺激发生痉挛使膀胱不能贮存尿液，频频排尿无法计数，出现类似尿失禁的现象。因急性炎症病变部位"浅"，膀胱粘膜吸收能力很弱，尿频使脓尿得以及时排出，所以单纯急性膀胱炎全身症状轻微，多不发热。若有畏寒、发热，则应考虑同时合并有其它泌尿生殖系器官急性感染的存在。

（二）慢性膀胱炎

慢性膀胱炎症状与急性膀胱炎相似，但程度较轻，其特点是发病"慢"、炎症反应"轻"、病变部位"深"。慢性膀胱炎往往继发于其它原发病灶，只有在很少情况下才是一个独立的疾病。因此，对慢性膀胱炎特别是屡发或长期不愈患者均须作系统的检查，找出病因以便进行有效的治疗。

三、诊断

急性膀胱炎由于症状多较典型，一般诊断并不困难。根据尿频、尿急和尿痛的病史，尿液常规检查可见红细胞、脓细胞，尿细菌培养每毫升尿细菌计数超过10万即可明确诊断。

慢性膀胱炎多继发于泌尿生殖系统的其它疾病，如下尿路梗阻、膀胱内原发病灶、生殖器官或上尿路感染等。因此，诊断方面除全身一般检查外，最重要的是查明致病菌的种类及药物敏感试验的结果、寻找引起感染持续或复发的原因。对病程长、治疗效果不理想或反复发作的病人，尚须进行泌尿系统全面检查，包括尿道扩张、膀胱镜检查、排泄性尿路造影及膀胱造影，必要时可作膀胱组织活检及对邻近器官的检查，以找出引起膀胱炎的诱因。

慢性非特异性膀胱炎须与特异性膀胱炎相鉴别，如结核性膀胱炎（表6-1），间质性膀胱炎，以及滴虫性、霉菌性膀胱炎等。

表 6-1 非特异性膀胱炎与结核性膀胱炎的鉴别

项目	非特异性膀胱炎	结核性膀胱炎
症状	反复发作、时轻时重	逐渐加重、症状顽固
普通尿培养	阳性	阴性
尿内结核杆菌	阴性	可为阳性
膀胱镜检查	广泛充血、水肿	可见结核结节或溃疡
肾盂造影	正常	多有破坏性病变

四、治疗

对于非特异性膀胱炎的治疗，单纯依赖抗菌药物控制感染，往往达不到预期效果。如果对膀胱炎的病人不仅明确感染的存在，同时能找出引起感染的原因并及时给予必要的处理，以及提高病人的机体抵抗力，方可更有效地控制感染，防止反复发作。

（一）一般治疗

急性膀胱炎患者需适当休息，多饮水以增加尿量，注意营养，忌食刺激性食物，热水坐浴可减轻症状。膀胱刺激症状明显的病人给予解痉药物缓解症状。

（二）抗感染药物治疗

根据尿细菌培养、药物敏感试验结果选用有效的抗菌药物。在未得到细菌培养结果之前，在急性感染时又要求迅速治疗，因此可先取尿涂片革兰氏染色检查，根据所见是杆菌抑或是球菌拟定初步治疗方案先进行治疗，或可应用广谱抗菌素或尿内排泄浓度高、副作用小的抗菌药物，如磺胺类、呋喃类、待有了细菌培养及药物敏感试验结果后再调整治疗方案。治疗用药剂量要足、时间要长，一般要应用至症状消退、尿常规正常后再继续使用1至2周。治疗过程中要经常进行尿细菌培养及药物敏感试验，随时调整对细菌敏感的抗菌药物，以期早日达到彻底治愈，以防复发。

（三）病因治疗

对有明显诱因的慢性膀胱炎，必须解除病因，否则，膀胱炎难以控制。如解除尿路梗阻、去除膀胱内异物、结石等；对女性屡发性膀胱炎应进行妇科检查，以排除和治疗女性生殖道炎症；对上尿路来源、男性生殖器官炎症如前列腺炎等，均应同时积极处理。慢性膀胱炎还可进行膀胱内药物灌注、冲洗膀胱，如 0.5～1% 新霉素液、1/5000～1/10000 硝酸银液、5%～10% 的蛋白银液以及 0.5% 灭滴灵液等。

第二节　前列腺炎

前列腺炎是男性常见病，绝大多数发生在青壮年，临床上前列腺炎可分为急性和慢性两种。急性前列腺炎临床上较少见，慢性前列腺炎在成年人群中发病较高，约占泌尿外科门诊病人的 1/5 左右，因慢性前列腺炎多伴有精囊炎，故又称为前列腺精囊炎。

一、急性前列腺炎

（一）病因

发病多在劳累、着凉、长时间骑车、酗酒、性生活过度、损伤、经尿道器械操作、全身或局部抵抗力减弱时，致病菌由身体其它部位的病灶经血运或经尿道进入前列腺，最主要的致病菌为大肠杆菌、葡萄球菌、变形杆菌和链球菌等。

（二）临床表现

发病急，有全身感染症象或脓毒血症表现，高热、白细胞升高、尿频、尿急、尿痛、尿道痛、会阴部和耻骨上疼痛，直肠胀满，排便困难，偶因膀胱颈部水肿、痉挛可致排尿困难，甚至尿潴留。

（三）诊断

对有上述症状病人，需作直肠指诊，可触到前列腺肿大、表面光滑、张力大、且有明显压痛。急性前列腺炎仅可作指诊检查，切勿行前列腺按摩，以防炎症扩散。尿液检查可见脓细胞、红细胞，B 超检查亦有助于诊断。

（四）治疗

病人应卧床休息、多饮水以及通便等一般处理。膀胱刺激症状严重者可给镇痛解痉药物和热水坐浴以缓解症状。抗菌药物可选用青霉素、链霉素、氨苄青霉素、先锋霉素以及西力欣等。

急性前列腺炎经一般对症处理及抗炎治疗后，症状常于1～2周内消退。如症状不见好转或反而加重，前列腺肛指检查触诊更为肿胀且有波动，B超检查可见脓肿形成，经会阴穿刺抽出脓液者，应经会阴部行脓肿切开引流。

二、慢性前列腺炎

（一）病因

慢性前列腺炎其病因较为复杂，少数由急性前列腺炎未能彻底治愈迁延而来，绝大多数病人则未曾经历过明确的急性阶段。

引起慢性前列腺炎的致病微生物主要是细菌，其次有病毒、支原体、衣原体以及其它致敏原等。性欲过旺、前列腺充血、下尿路梗阻、会阴部压迫、损伤，邻近器官炎症病变波及前列腺以及全身抵抗力下降等等，都可能是造成慢性前列腺炎的原因之一，甚至病人的精神状态也是影响症状轻重的一个因素。总之，慢性前列腺炎病因复杂，造成经久不愈的原因，很可能不同时期存在着不同的病因，或在同一时期存在一个以上的致病因素。

（二）临床表现

不同病人症状表现相差很大，实验室检查结果与病人自觉症状可不完全一致，一些病人症状显著，但前列腺触诊、前列腺液检查可无特殊发现或改变轻微，而另一些病人前列腺液有大量脓细胞，前列腺质地变硬，却可全无症状。因此，症状的轻重可能还和病人的精神因素有一定关系。常见的症状有：

1．疼痛

后尿道可有烧灼感、蚁行感，会阴部、肛门部疼痛可放射至腰骶部、腹股沟、耻骨上区、阴茎、睾丸等，偶可向腹部放射。

2．泌尿系症状：炎症累及尿道，病人可有轻度尿频、尿急、尿痛，个别病人尚可出现终末血尿，清晨排尿之前或大便时尿道口可有粘液或脓性分泌物排出。

3，性功能障碍：可有性欲减退、阳萎、早泄、射精痛、遗精次数增多等，个别病人有血精或因输精管道炎症而使精子活动力减退，导致不育。

4，神经衰弱症状：由于病人对本病缺乏正确理解或久治不愈，可有心情忧郁、乏力、失眠等。

5．继发症状：由于细菌毒素引起的变态反应，可出现结膜炎、虹膜炎、关节炎、神经炎等。

（三）诊断

对有上述症状其中一项或几项者，作直肠指诊触及前列腺较饱满、质软，仅有轻度压痛或无压痛，或因前列腺纤维化而变小、质韧及硬度不匀。前列腺液检查是目前诊断慢性前列腺炎简单、也是最有用的方法。前列腺按摩后取前列腺液（图6-15）涂片行显微镜观察，如每高倍视野有10个以上的白细胞或脓细胞，卵磷脂小体数量减少，同时有上述症状即可诊断为慢性前列腺炎。

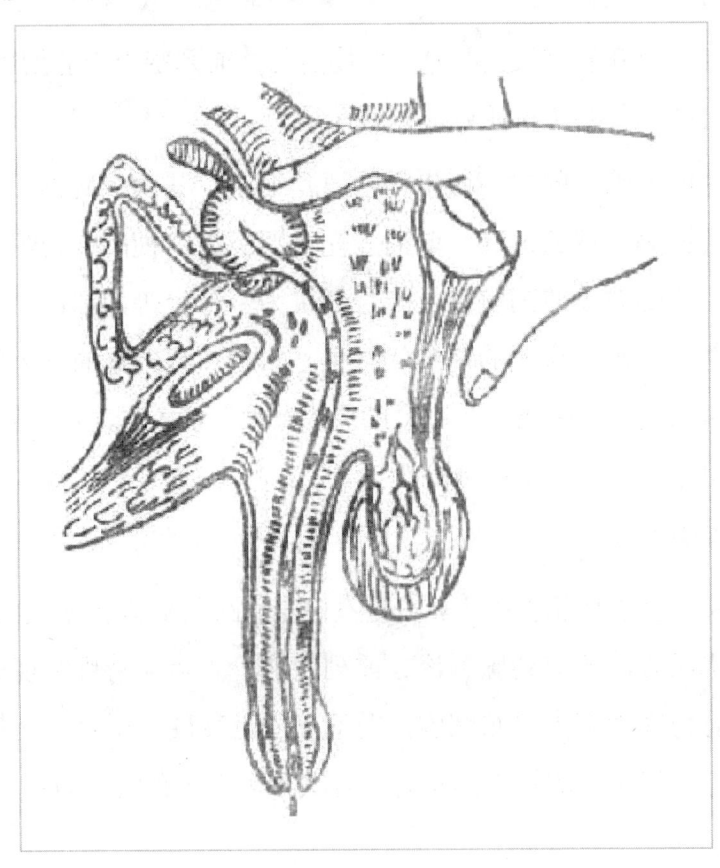

图 6-15 前列腺按摩法

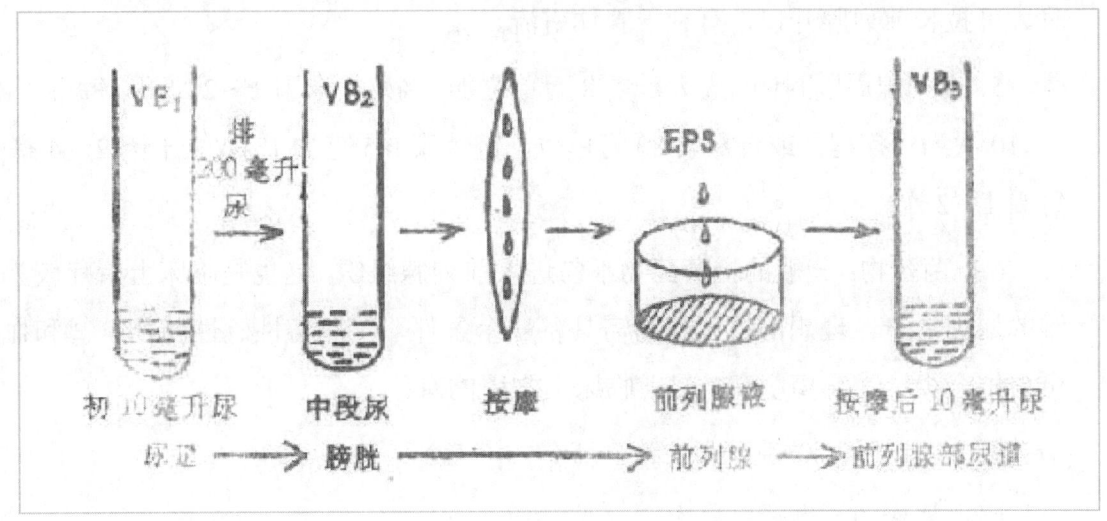

图 6-16 尿液和前列腺液分段定位培养示意图

尿液和前列腺液分段定位培养用于慢性前列腺炎的诊断，也有一定价值。方法如下（图 6-16）：

1．清洗尿道外口，留尿 10 毫升，称为 VB1，代表尿道标本。

2．排尿 200 毫升弃去，用第二支试管留尿 10 毫升，称 VB2，代表膀胱标本。

3．按摩前列腺，取前列腺液送培养，称为 EPS。

4．按摩后再行排尿 10 毫升，为 VB3，代表前列腺及后尿道标本。

意义：①VB1 菌落在 100 个/毫升以上并超过其他标本者为尿道感染；②VB2 菌落数超过 1000 个/毫升，为膀胱炎症；③EPS 或 VB3 菌落数超过 5000 个/毫升，而 VB1 及 VB2 阴性或少于 3000 个菌落数/毫升，即 VB3 超过 VB1 二倍时，可诊断为细菌性前列腺炎。

慢性前列腺炎时前列腺液 pH 增高、锌含量降低，对诊断也有一定帮助。

（四）治疗

1．一般治疗：增强信心，消除思想顾虑，节制性欲，但不宜强制性禁欲。宜忌酒及刺激性食物，热水坐浴每晚 1 次，局部理疗，改变生活中明显的诱发因素如避免长时间骑车等。

2．前列腺按摩：定期行前列腺按摩，可促使前列腺炎性分泌物的排了，每周一次，同时还可进行前列腺液的常规检查，以评价治疗效果。

3．药物灌注：经尿道插入特制的气囊尿管，向前列腺尿道部注入无菌生理盐水并抽吸数次，吸净脓性分泌物，再注入抗菌素，每周一次。

4．尿道扩张：对尿道狭窄或不通畅者定期尿扩以利排泄，且在探条通过尿道时，可拉长前列腺开口，有利于腺体引流。

5．前列腺周围封闭：庆大霉素 8 万单位加 1%奴夫卡因 1～2 毫升，每日一次，7～10 次为一疗程，或青霉素 80 万单位、链霉素 0.5 克加 1%奴夫卡因 2～4 毫升，每周 1～2 次。

6.抗菌药物：一般的抗菌药物不易进入前列腺组织，这也是临床上治疗较为困难的原因之一。理想的抗菌药物需具备三个条件，①脂溶性碱性药物；②和血浆蛋白结合少；③解离度高。目前临床上常用的有：

复方新诺明 1.0 克一日二次

强力霉素 0.1 克一日二次

TMP 0.1 克一日二次

氟呱酸 0.2 克一日三次

泌尿灵 0.2 克一日三次

悉复欢 0.5 克一日二次

红霉素 0.25 克一日四次

呋喃坦啶 0.1 克一日四次

利福平 300 毫克加 TMP80 毫克制成片,睡前服 2 片,共 15 天,以后改为 1 片,共 90 天,据报道治愈率较高,但对听力及肾功有一定损害作用。

上述药物可 2～3 种联合应用，或根据前列腺液细菌学培养及药物敏感试验结果选择性应用。

7．中医中药辩证施治。

第三节 非特异性附睾炎

附睾炎多见于青壮年，感染多由前列腺炎和精囊炎沿输精管蔓延到附睾，血运感染较少见。经尿道器械操作、频繁导尿、前列腺摘除术后留置尿管等均易引起附睾炎。引起附睾非特异性感染的致病菌以大肠杆菌、葡萄球菌、链球菌为多见。附睾感染后，常在尾部或头部遗留结节。

一、急性附睾炎

（一）临床表现

发病突然，高热、白细胞升高，患侧阴囊胀痛，沉坠感，下腹部及腹股沟部有牵扯痛，站立或行走时加剧。患侧附睾肿大，有明显压痛，炎症范围较大时，附睾和睾丸均有肿胀，两者界限触摸不清，嘴时称为附睾睾丸炎。患侧的精索增粗，亦有压痛。一般情况下，急性症状可于一周后逐渐消退。

（二）诊断及鉴别诊断

本病根据病史、体征诊断多不困难，但须注意与睾丸扭转相鉴别。睾丸扭转发病急骤，睾丸肿大、固定，不能在阴囊内活动，抬高阴囊不能减轻局部疼痛。有时附睾结核，睾丸肿可出现类似急性附睾炎的表现，亦应注意鉴别。

（三）治疗

急性附睾炎应适当休息，并给予抗菌素及一般镇痛剂。局部可行热敷、理疗、使用阴囊托带托起阴囊。如有脓肿形成，则需切开引流。

此处，积极处理原发病因。

二、慢性附睾炎

（一）临床表现

慢性附睾炎较多见，部分病人因急性期未能彻底治愈而转为慢性，但多数病人并无明确的急性期，炎症多继发于慢性前列腺炎或损伤。病人常感患侧阴囊隐痛、胀坠感，疼痛常牵扯到下腹部及同侧腹股沟，有时可合并有继发性的鞘膜积液。检查时附睾常有不同程度的增大变硬，有轻度压痛，同侧输精管可增粗。

（二）诊断及鉴别诊断

慢性附睾炎附睾常为均匀性肿大、质硬，有压痛。慢性附睾炎与典型的附睾结核鉴别常无困难，附睾结核有较大的硬块、表面不平、无压痛，结节多在附睾尾部，但与无皮肤粘连、无瘘道形成、无串珠状输精管改变的附睾结核仅凭体检则不易鉴别。慢性附睾炎尚须与阴囊内丝虫病相鉴别，后者是由丝虫侵犯精索淋巴管，继发精索炎或附睾周围炎，形成的硬结位于附睾或输精管周围。

（三）治疗

慢性附睾炎常和慢性前列腺炎同时存在，所以，一般治疗措施与慢性前列腺炎相同，治疗前列腺炎的同时可使慢性附睾炎的症状缓解，附睾炎愈合后遗留附睾硬结，有时可造成病人的思想负担，手术切除后不一定都能缓解症状，因此，一般不作除睾切除术。因双侧附睾炎后精子输出受阻的男性不育症，行输精管附睾梗阻部位近端吻合，虽能部分解决精子引流问题，但术后受孕率不高。

第四章 泌尿及男生殖系结核

第一节 概述

一、发病率：泌尿系及男生殖系结核是全身结核病的一部分。解放前，肺结核病的发病率很高，故泌尿系结核颇常见。解放初期，肾结核是泌尿外科最常见的疾病之一，因肾结核而作肾切除者在肾切除手术中占首位。解放后40余年来，全国人民生活显着提高，营养状况大有改善，结核病的防治工作取得很大成绩，随着肺结核发病率的降低，泌尿及男生殖系结核也显着减少。

二、病理：泌尿系结核最先发生结核病变的是肾脏，而肾结核则继发于身体其他部位的结核病灶，肺结核是主要的原发病灶。原发病灶的结核杆菌经血液侵入肾脏后，在肾皮质形成双侧性多发病灶，当机体抵抗力强时可自愈，但如机体抵抗力弱时则形成肾髓质结核（图6-17）并继续发展至肾盏、肾盂、输尿管和膀胱，成为泌尿系结核。泌尿系结核的病理变化主要是结核结节及结核肉芽肿形成，继之，发展为干酪样坏死及空洞或溃疡形成，再进一步纤维化。肾皮质结核以干酪样坏死及空洞形成为主。肾盏、肾盂、输尿管及膀胱结核以结节、溃疡及纤维化为主。输尿管结核使输尿管增粗、变硬、导致不同程度的管腔狭窄，加速肾脏的破坏，使肾功能损害。膀胱结核可使膀胱壁失去伸展性，导致容量减少并形成挛缩膀胱，继而引起健侧肾及输尿管积水（6-18）。尿道结核常导致尿道狭窄。前列腺、精囊及附睾结核常形成结核性肉芽肿、干酪样坏死成为紧硬的肿块。输精管结核常纤维化成串珠状结节。

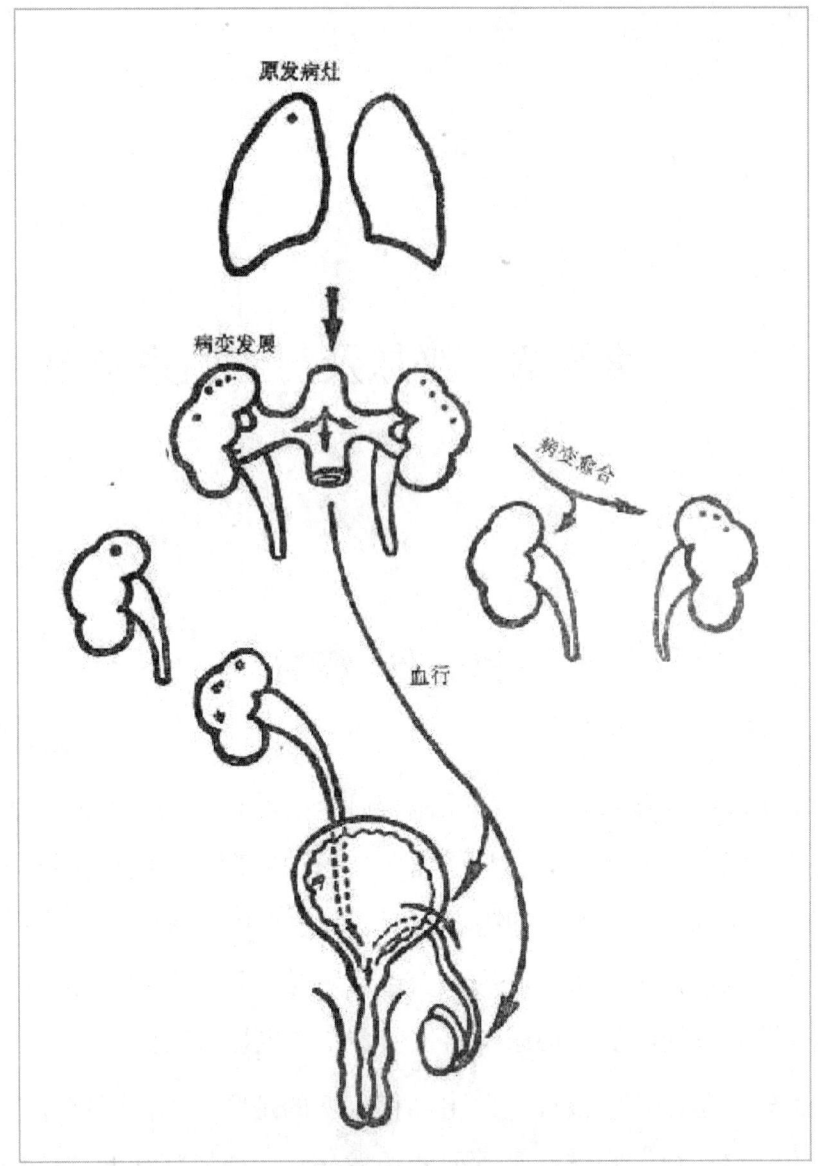

图 6-17 泌尿、男生殖系结核的感染途径

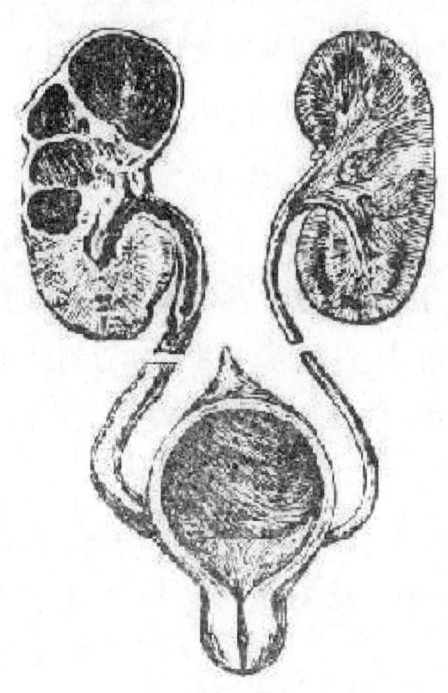

图 6-18 泌尿系统结核

第二节 肾结核

肾结核多发生在 20～40 岁的青壮年，约占 70%。男性较女性为多，约为 2：1。约占 90% 的肾结核为单侧性。左右侧别差不多。

一、诊断

（一）临床表现：肾结核在早期往往无明显症状，只在尿液检查时可发现异常，如尿液酸性、含少量蛋白、有红、白细胞，可查到结核杆菌。

1. 尿频、尿急和尿痛：约 75～85% 的病人有此症状。肾结核的尿频的症状具有发生最早、进行性加重和消退最晚的特点。少数病例可由于输尿管病变导致早期闭塞，结核病变不能延及膀胱而不出现尿频、尿急、尿痛等症状。

2. 血尿和脓尿：较为常见，约有 60～70% 的病人可出现血尿。血尿可为肉眼或显微镜下血尿，常与尿频症状并发，多为终末血尿，多由膀胱结核所致。少数病例可由于肾内病变而引起全程肉眼血尿。

3．肾区疼痛和肿块：肾结核一般无明显腰痛。患侧腰痛常在晚期形成结核性脓肾或病变延及肾周围时出现。并发对侧肾积水时可出现对侧腰痛。

4．全身症状：多不明显。晚期肾结核或合并其他脏器活动性结核时可出现低热，盗汗、消瘦及贫血等症状。

（二）尿液检查：尿常规为酸性，有少量蛋白及红、白细胞。无菌性脓尿多为肾结核所致，故尿培养一般细菌阴性，则肾结核的可能性很大。24小时尿结核杆菌检查是诊断肾结核的重要方法。尿中确实查到结核杆菌对诊断肾结核有决定性意义。检查方法有浓缩法抗酸染色检查，结核杆菌培养、豚鼠接种及结核菌PCR检查。以前者最为常用。

（三）膀胱镜检查：膀胱粘膜可见充血、水肿、结核结节及溃疡等以三角区及患例输尿管口附近为明显。晚期膀胱结核使整个膀胱充血、水肿、呈一片通红。

（四）X线检查：X线检查在确定肾结核的诊断，明确病变的部位、范围、程度及对侧肾脏情况等方面有决定性意义。肾结核有钙化时可在尿路平片上显示斑点状钙化或全肾钙化阴影。肾结核有尿路造影上的表现为早期肾盏边缘呈鼠咬状。病变进展即可出现肾皮质脓疡和空洞形成，表现为不规则的造影剂充填区（图6-19，20，21）。晚期肾结核致肾功亏损或肾自截时表现为肾不显影（图6-22）。输尿管结核表现为边像不光滑，多处狭窄或输尿管僵直。

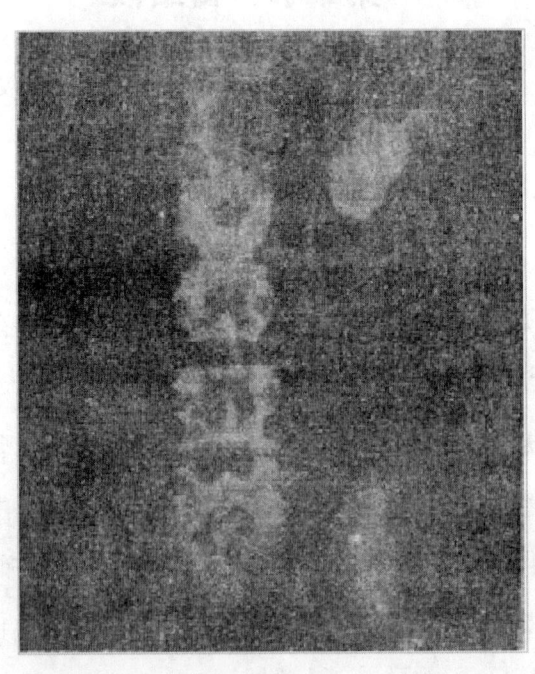

图6-19 左肾结核钙化（平片）

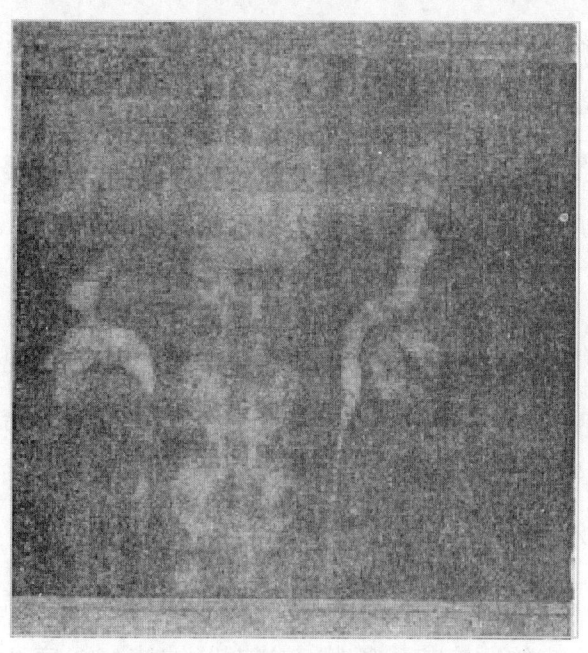

图 6-20 左肾结核（逆行造影）

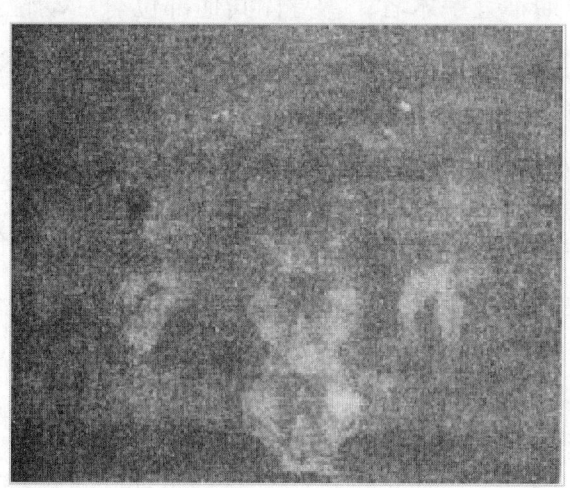

图 6-21 左肾结核

图 6-22 右肾结核（I、V、C）

（五）B型超声检查：早期无异常发现。肾组织明显破坏时，多出现异常波型并伴有肾体积增大。结核性脓肾则在肾区出现液平段。

（六）同位素肾图检查：患肾功能减退时表现为排泄延缓，甚至无功能。对侧肾积水时出现梗阻性图形。

二、治疗

肾结核是全身结核病的一部分，故在治疗上必须既重视全身治疗，又注意局部治疗才能取得满意的效果。具体说来就是一方面予以抗结核药物，适当休息、日光照射和足够的营养，另一方面根据需要。手术切除病肾或病变组织，以达到缩短疗程，提高疗效的目的。

（一）抗结核药物治疗：单纯药物治疗的基本条件为病肾功能尚好和尿液引流无梗阻。药物治疗的适应症为①临床前期肾结核；②病灶较小的肾结核；③双侧或独肾结核属晚期不宜手术者；④身体其他部位有活动性结核，暂不宜手术者；⑤患者同时患有其他严重疾病，暂不宜手术者；⑥配合手术治疗。常用的抗结核药物为链霉素、异烟肼及对氨柳酸。如上述药物在治疗过程中出现严重副反应或耐药性时，可选用利福平、乙胺丁醇，吡嗪酰胺及环丝氨酸等。

（二）手术治疗：肾结核的手术治疗包括肾切除术、肾部分切除术和肾病灶清除术。手术方法的选择取决于病变范围、程度和对药物治疗的反应。

1．肾切除术：破坏范围较大的单侧肾结核，单侧结核性脓肾、钙化肾、如对侧肾功能良好，均适应肾切除术。两侧肾结核，一侧破坏严重、肾功亏损而另侧病变较轻，足以代偿时，应在抗结核药物配合下切除重侧病肾。

2．肾部分切除术：局限在肾脏一极的病灶，经长期药物治疗未见好转，或并发肾盏漏斗部狭窄致尿液引流不畅者，适应肾部分切除术。

3．肾实质近表面处形成的结核空洞，与肾盏不通且药物治疗无效者，可行肾病灶清除术。

（三）肾结核晚期并发症的处理原则：肾结核的晚期并发症主要有对侧肾积水及膀胱挛缩。对侧肾积水的处理原则为积水侧肾功能足以代偿，且血尿素氮及肌肝正常者先切除结核肾，再处理肾积水；如积水侧肾功能已不能代偿而导致血尿素氮及肌酐升高时，先行积水侧肾造瘘术，待肾功能好转后再切除结核肾及处理肾积水。处理对侧肾积水时，如无膀胱挛缩，可行输尿管膀胱重植术。如有膀胱挛缩，则应施行膀胱扩大术的同时行输尿管肠腔移植术。膀胱挛缩的处理原则为如无尿道狭窄或膀胱阴道瘘，常采用乙状结肠膀胱扩大术。如有尿道狭窄或膀胱阴道瘘时，则采用回肠膀胱术或直肠膀胱术。

第三节 男性生殖系结核

男性生殖系结核较常见。它与肾结核同为身体其他原发病灶的继发病变。两者同时发病者并不少见。发病年龄以 20~40 岁青壮年为多见、约占 80%。男性生殖系结核不论经尿路或经血行感染多数先在前列腺、精囊内引起病变，以后再经输精管腔或管壁淋巴管蔓延到附睾，常从附睾尾部扩展到其他部分及睾丸。

一、诊断

本病多为慢性病程、逐渐发展。前列腺和精囊结核多无明显症状，有的出现血性精液，精液减少等。直肠指诊可扪到肿块，坚硬、一般无压痛。

附睾结核主要表现为附睾肿大，形成坚硬的肿块（图 6-23），多数不痛，或仅感轻微隐痛。因此，患者常在无意中发现。少数病例可急性发病，附睾肿痛较明显，以后变为慢性。

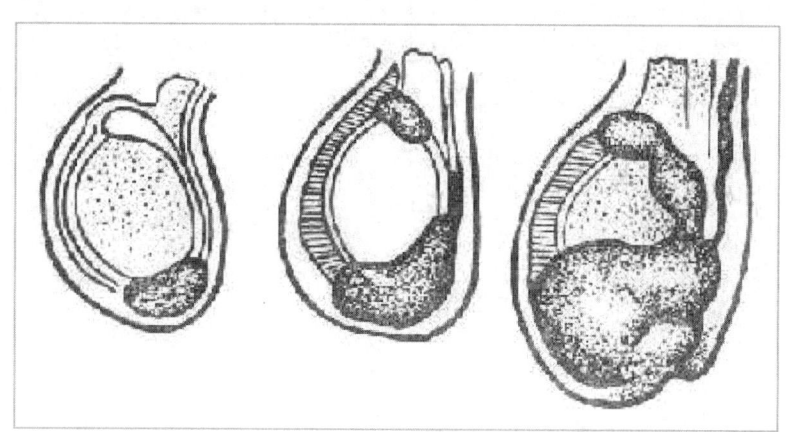

图 6-23 附睾结核

附睾结核多数从尾部开始，逐渐延及整个附睾，甚至睾丸。病变发展时附睾肿块可干酪样坏死寒性脓疡，并与阴囊壁粘连，破溃后形成窦道，经久不愈。输精管结核表现为增粗，变硬，可形成串珠样结节。两侧附睾结核常致不育。附睾结核须与特异性附睾炎相临别。非特异性附睾炎时，附睾常为均匀性肿大，中等硬度，表面光滑，有压痛。

二、治疗

前列腺和精囊结核一般均采用抗结核治疗。附睾结核早期可用抗结核药治疗。如病变范围较大，或有窦道形成时须行附睾切除术。

第五章 尿石症

第一节 概论

一、一般概况

尿石症是肾、输尿管、膀胱及尿道等部位结石的统称,是泌尿系统的常见疾病之一。泌尿系结石多数原发于肾脏和膀胱,输尿管结石往往继发于肾结石,尿道结石往往是膀胱内结石随尿流冲出时梗阻所致。肾、输尿管结石与膀胱、尿道结石比约为 5.5～6:1。尿石症的发生率男性高于女性,肾与输尿管结石多见于 20～40 岁的青壮年,约占 70%左右,膀胱和尿道结石多发生在 10 岁以下的儿童和 50 岁以上的老年患者。尿石症引起尿路梗阻和感染后,对肾功能损害较大,尤以下尿路长期梗阻及孤立肾梗阻时,对全身影响更为严重,处理上也较复杂,严重者可危及生命。

尿石症在我国分布有一定地区性,以广东、广西、云南、贵州、山东、湖南、江西及安徽省等地区发生率较高(图 6-24)。近年来有资料表明,膀胱结石的发生率已有明显下降,但上尿路结石的发生率却有上升趋势。

二、病因

(一)尿石形成机理

尿石形成的机理比较复杂,至今尚未完全明了,目前认为尿石形成有二项基本要素:

1. 尿内晶体饱和度:尿内含有形成结石的晶体,主要成分有磷酸盐、草酸盐、尿酸盐等，如这些晶体在尿液中饱和度过高，则易引起析出、沉淀、结聚，以致尿石形成。

2．晶体聚合抑制因子：尿内存在有晶体聚合抑制物质，如焦磷酸盐，枸橼酸、镁、多肽、尿素、粘多糖、透明质酸，甘氨聚糖等，这些抑制因子和晶体表面的某些特殊部位结合即可抑制晶体的再形成和聚合。

（二）尿石形成的诱发因素

正常尿内晶体饱和度和晶体聚合抑制因子的活性两者处于平衡状态，一旦由于某种因素破坏了这种平衡，不论是前者饱和度过高，抑或是后者活性降低，均可引起尿内晶体聚合，导致尿石形成。下列因素对尿石的成因起有明显的诱发作用。

1．全身性因素

①新陈代谢紊乱：体内或肾内存在有某种代谢紊乱，可引起高血钙症、高尿钙症，如甲状旁腺功能亢进的病人，血钙增高，血磷降低，尿钙增高；痛风病人嘌呤代谢紊乱，血中尿酸增高，尿中尿酸排泄增多；特发性高尿钙症病人尿钙增高等等均可容易形成结石。

②饮食与营养：尿石的形成与饮食营养有一定关系，膀胱结石与营养的关系更为明显，主要是营养缺乏问题。据流行病学调查的结果，在发达的国家，肾结石发生率上升而膀胱结石的发病率降低，我国解放后，也出现了这样明显的趋势。

③长期卧床：骨折或截瘫的病人，长期卧床常可引起骨质脱钙，尿钙增加，同时由于尿液滞留、并发感染，尿中很容易形成尿石。

④生活环境：尿石在某些地区的多发，可能与地理、气候、水源及饮食习惯等因素有关。天气炎热、出汗多、尿液浓缩，水和饮食中含有过多的矿物质成分如草酸盐、尿酸盐等，易引起结石的发生。

⑤精神、性别、遗传因素：现代工业化社会中，高度职业紧张状态的人群结石发生率较高，可能与下丘脑垂体对尿浓缩及成分的调节 失常有关。女性尿石发生率远较男性为低，可能与女性尿内枸橼酸浓度较高，有助于防止尿内结晶的聚合有关。尿石形成与遗传的关系比较明显的只有胱氨酸和尿酸结石，在大多数结石患者找不到遗传因素。

2．泌尿系统的局部因素：

①尿路感染：菌落、脓块、坏死组织等均可构成结石核心，细菌中特别是变

形杆菌、葡萄球菌等，有将尿素分解成氨的作用，从而使尿液碱化，有利于磷酸盐、碳酸盐的沉淀而形成结石。

②尿路慢性硬阻：尿道狭窄、前列腺增生症、动力性排尿功能障碍均可引起尿流不畅，尿液郁积可使晶体沉淀、聚合形成结石。

③异物：尿路内存留的异物，如长期留置的尿管，不吸收的手术缝线，戏谑患者自尿道外口放入的异物等等，使成为尿液中晶体附着的核心而形成结石。

三、尿石的理化性质

尿石多是混合性结石，成分中以草酸盐、磷酸盐、尿酸盐为多见，其次为碳酸盐、胱氨酸、黄嘌呤等，但以其中一种成分为主。肉眼观察，草酸盐结石多为棕褐色，质坚硬，表面呈颗粒或刺状如桑椹，X线不易透光；磷酸盐结石多为灰白色，质脆，表面较粗糙，常存在分层结构，有时随肾盂形状长成鹿角形结石，X线亦不易透光；尿酸盐结石多为黄色或棕黄色、质硬、表面光滑，园形或随园形，X线常能透光。

绝大部分结石含钙，约占尿石的90%以上，95%左右的尿石，在经适当准备后所摄的X线照片上可显影。

四、病理生理

泌尿系统结石引起的病理损害及病理生理改变主要有以下三种。

（一）直接损害

尿石可引起尿路粘膜充血、水肿、破溃、出血，结石长期的慢性刺激有时尚可引起尿路上皮癌变的可能。

（二）梗阻

上尿路结石常造成尿流梗阻导致肾积水及输尿管扩张，损害肾组织及其功能。膀胱和尿道结石可引起排尿困难或尿潴留，久之也可引起双侧输尿管扩张、肾脏积水，损害肾功能。

（三）感染

尿石对尿路上皮的直接损害多伴有感染，特别是引起尿路梗阻时，感染则更易发生，感染严重者可导致肾盂肾炎、肾积脓及肾周围炎。

结石、梗阻和感染三者互为因果，促使病变发展。结石引起梗阻，梗阻诱发感染，感染又促成结石，加重梗阻，最终破坏肾组织，损害肾功能。

五、预防

（一）养成多饮水的习惯

多饮水可稀释尿液，降低尿内晶体浓度，冲洗尿路，有利于预防结石形成及促使尿石排出，一般成人每日饮开水或磁化水 2000 毫升以上，对预防结石有一定意义。

（二）解除尿路梗阻因素

积极处理尿道狭窄、前列腺增生症等，以解除尿路梗阻。

（三）积极治疗尿路感染

（四）长期卧床病人，应鼓励及帮助多活动，借以减少骨质脱钙，增进尿流畅通。

（五）调节 尿液酸碱度

根据尿石成分，调节 尿液酸碱度，可预防尿石复发，如尿酸盐、草酸盐结石在酸性尿中形成，磷酸盐、碳酸盐结石在碱性尿中形成。

（六）防治代谢性疾病，如甲状旁腺功能亢进者应行手术治疗。

（七）饮食调节 和药物预防

根据结石的成分适当的调节 饮食，如草酸盐结石病人，宜少吃富含草酸的食物，如土豆、菠菜等，口服维生素 B6，可减少尿中草酸盐的排出，口服氧化镁，可增加尿中草酸盐的溶解度。磷酸盐结石病人宜低磷低钙饮食，口服氯化铵酸化尿液，有利于磷酸盐的溶解。尿酸盐结石的病人，宜少进含嘌呤丰富的食物，如肝、肾及豆类，口服枸橼酸合剂或碳酸氢钠，碱化尿液，使尿液 pH 保持在 6.5 以上。

由于尿路结石病因复杂，结石的高发生率及治疗后容易复发，仍是目前临床面临的挑战性难题之一。因此，在采取预防措施时应尽量虑患者个体可能的具体原因，因人而异制定预防措施。

第二节　肾及输尿管结石

肾脏是大多数泌尿系统结石的原发部位，结石位于肾盏或肾盂中，输尿管结石多由肾脏移行而来，肾和输尿管结石单侧为多，双侧同时发生者约占 10%。

一、临床表现

主要症状是疼痛和血尿，极少数病人可长期无自觉症状，待出现肾积水或感染时才被发现。

（一）疼痛：大部分患者出现腰痛或腹部疼痛。较大的结石，在肾盂或肾盏内压迫、摩擦或引起积水，多为患侧腰部钝痛或隐痛，常在活动后加重；较小的结石，在肾盂或输尿管内移动和刺激，引起平滑肌痉挛而出现绞痛，这种绞痛常突然发生，疼痛剧烈，如刀割样，沿患侧输尿管向下腹部、外阴部和大腿内侧放射（图6-25）。有时患者伴有面色苍白、出冷汗、恶心、呕吐，严重者出现脉弱而快、血压下降等症状。疼痛常阵发性发作，或可因某个动作疼痛突然终止或缓解，遗有腰、腹部隐痛。如输尿管末端结石，尚可引起尿路刺激症状。疼痛以后，有的患者可从尿内排出小的结石，对诊断有重要意义。

（二）血尿：由于结石直接损伤肾和输尿管的粘膜，常在剧痛后出现镜下血尿或肉眼血尿，血尿的严重程度与损伤程度有关。

（三）脓尿：肾和输尿管结石并发感染时尿中出现脓细胞，临床可出现高热、腰痛，有的病人被诊断为肾盂肾炎，作尿路X线检查时才发现结石。

（四）其它：结石梗阻可引起肾积水，检查时能触到肿大的肾脏。肾区轻微外伤后可因体检时发现肿大的肾脏而误诊为肾脏严重创伤。结石同时堵塞两侧上尿路或孤立肾时，常发生肾功能不全，甚至无尿，有的病人尚可出现胃肠道症状，贫血等等。

二、诊断

（一）病史和体检：病史中多有典型的肾绞痛和血尿，或曾从尿道排出过结石。查体可发现患侧肾区有叩击痛，并发感染、积水时叩击痛更为明显，肾积水较重者可触及肿大的肾脏，输尿管末端结石有时可经直肠或阴道指检触及。

（二）化验检查：尿液常规检查可见红细胞、白细胞或结晶，尿pH在草酸盐及尿酸盐结石患者常为酸性；磷酸盐结石常为碱性。合并感染时尿中出现较多的脓细胞，尿细菌学培养常为阳性，计数大于10万/ml以上，并发急性感染及感染较重时，血常规检查可见白细胞总数及嗜中性粒细胞升高。多发性和复发性结石的病人，应测定血、尿的钙磷值、尿酸值等，以进一步明确结石的病因。

（三）X线检查：X线检查是诊断肾及输尿管结石的重要方法，约95%以上的尿路结石可在X线平片上显影。辅以排泄性或逆行性肾盂输尿管造影，可确定结石的部位、有无梗阻及梗阻程度、对侧肾功能是否良好、区别来自尿路以外的钙化阴影、排除上尿路的其它病变、确定治疗方案以及治疗后结石部位、大小及数目的对比等都有重要价值。密度低或透光怀石，加以输尿管、肾盂充气造影，结石则显示更为清晰。

（四）其它检查：B超在结石部位可探及密集光点或光团，合并肾积水时可探到液平段。同位素肾图检查可见患侧尿路呈梗阻型图形。CT扫描虽能也能诊断尿路结石，但不及X平片和尿路造影片直观，且费用昂贵，一般不作常规检查。

三、鉴别诊断

右侧肾及输尿管上段结石须与胆石症、胆囊炎、胃及十二指肠溃疡病等鉴别；右侧输尿管结石易与阑尾炎相混淆，都应根据临床表现的特点加以区别（表6~2）。

表1 上尿路结石与常见急腹症的鉴别

病名	病史	腹痛部位	腹痛性质	腹部体征	特点
肾或输尿管结石	突然发病，反复发作可有尿中排石史	腰或下腹部	陈发性绞痛,向外阴部放射	肾区叩击痛、下腹压痛，无腹部肌卫反应	尿中有红细胞，X线平片及尿路造影可见阳性结石影
胆石症或胆道感染	发病急，多有类似发作史，进油腻食物后发作或加重	右上腹部及剑突下	持续性疼痛,阵发性发作,向右肩部放散	莫非氏征阳性,有时可扪及肿大的胆囊	白细胞计数升高，B超可见胆囊内结石
急性阑尾炎	转移性右下腹疼痛	右下腹部	持续性疼痛,逐渐加重	右下腹阑尾点压痛,反跳痛,腹肌紧张	体温轻度升高,白细胞计数升高
胃十二指肠溃疡急性穿孔	突然发病，过去有溃疡病史	开始在上腹部，很快波及全腹	持续性刀割样疼	上腹部板样强直，全腹压痛，反跳痛，肝浊音界消失。	X线腹部透视可见隔下游离气体
急性胰腺炎	突然发生，常在暴饮暴食之后，可有胆道疾病史	上腹偏左, 可向全腹漫延	持续性剧痛,向腰背部放散	上腹压痛,可有腹肌紧张	血尿淀粉酶值升高,白细胞总数增高

X线平片上显示的阳性结石影需鉴别是右肾结石抑或是胆囊结石，可摄侧位片，阴影位于脊椎前缘之后者为肾结石（6-26）。肾结石有时易与肾结核钙化灶相混淆，肾盂造影可资鉴别。输尿管结石需与腹腔淋巴结钙化阴影、肠内容物、盆腔静脉石、骨岛等进行鉴别，逆行输尿管插管及造影可分辩结石是否位于输尿管内。

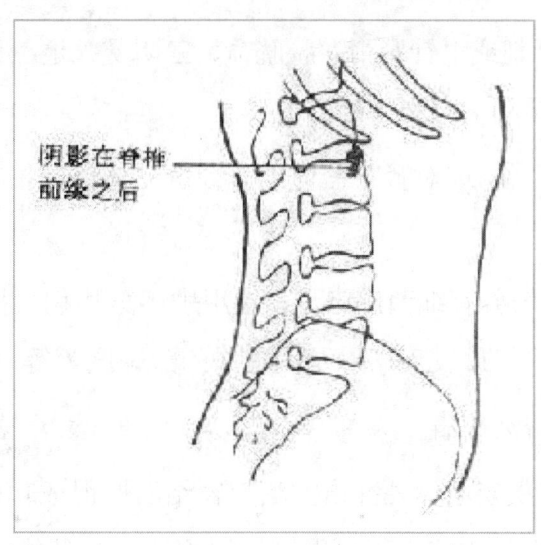

图 6-26 肾结石 X 线侧位平片

四、治疗

肾及输尿管结石的治疗要根据结石大小、部位、数目、形状、一侧或两侧，有无尿流梗阻、伴发感染、肾功能受损程度、全身情况以及治疗条件等进行具体分析，全面考虑。但当绞痛发作时，首先应该使症状缓解，而后再选择治疗方案。

（一）肾绞痛的处理

1. 解痉止痛：常用药物为杜冷丁及阿托品，用阿托品0.5毫克及杜冷丁50~100毫克肌肉注射，口服颠茄片16毫克，一天三次。

2. 指压止痛：用拇指压向患侧骶棘肌外缘、第三腰椎横突处，可收到止痛或缓解疼痛的效果。

3. 皮肤过敏区局部封闭：先用大头针在患侧腰部试出皮肤过敏区，然后用0.5%奴夫卡因20毫升作过敏区皮内及皮下浸润封闭，有时可收到明显的止痛效果。

4. 针刺疗法：取穴肾俞、志室、三阴交等，采用强刺激手法，或0.5%奴夫卡因2毫升作穴位内封闭。

（二）非手术疗法

非手术疗法一般适合于结石直径小于1厘米、周边光滑、无明显尿流梗阻及感染者，对某些临床上不引起症状的肾内较大鹿角形结石，亦可暂行非手术处理。

1.大量饮水：大量饮用开水或磁化水，不仅增加尿量起到冲洗尿路、促进结石向下移动的作用，而且还可稀释尿液减少晶体沉淀。

2.中草药治疗：常用药物有金钱草、海金沙、瞿麦、扁蓄、车前子、木通、滑石、鸡内金、石苇等可随症加减。

3.针刺方法：针刺或电针肾俞、膀胱俞、三阴交、足三里、水道、天枢等可增加肾盂、输尿管的蠕动，有利于结石的排出。

4.经常作跳跃活动，或对肾下盏内结石行倒立体位及拍击活动，也有利于结石的排出。

5．其它：对尿培养有细菌感染者，选用敏感染物积极抗感染，对体内存在代谢紊乱者，应积极治疗原发疾病以及调理尿的酸碱度等等。

（三）体外冲击波碎石

自从1980年首次应用体外冲击波治疗肾结石取得成功以来，这一方法发展迅速，在上尿路结石中的治疗作用已得到普遍承认。对具体病人的治疗，应根据患者年龄、结石大小、部位等，采用相应的碎石参数及辅助措施，以获得满意效果。以往的经皮穿刺肾取石或碎石术几乎已被这一方法所取代。

（四）手术疗法

结石引起尿流梗阻已影响肾功能、或经非手术疗法无效，无体外冲击波碎石条件者，应考虑手术治疗。原则上对双侧肾结石先取手术简便安全的一侧；一侧肾结石，另一侧输尿管结石，先取输尿管结石；双侧输尿管结石先取肾积水严重的一侧。对有严重梗阻、全身虚弱不宜行较复杂的取石手术者，可先行肾造瘘。

术前准备：术前必须了解双侧肾功能情况，有感染者先用抗菌素控制感染。输尿管结石患者在进手术室前或在手术台上术前摄尿路平片作结石的最后定位。

手术方式：根据结石大小、形状和部位不同，常用的有以下几种手术方式：

1．肾盂或肾窦切开取石术：切开肾盂、取出结石，鹿角状结石或肾盏结石，有时须作肾窦内肾盂肾盏切开取石。

2．肾实质切开取石术：肾结石较大，不能经肾窦切开取石者，需切开肾实质取石。

3．肾部分切除术：适用于肾一极多发性结石（多在肾下极），或位于扩张而引流不畅的肾盏内，可将肾一极或肾盏连同结石一并切除。

4．肾切除术：一侧肾结石并有严重肾积水或肾积脓，已使肾功能严重受损或丧失功能，而对侧肾功能良好者，可行切除患肾。

5．输尿管切开取石术：输尿管结石直径大于1厘米或结石嵌顿引起尿流梗阻或感染，经非手术疗法无效者可行输尿管切开取石术。

6．套石术：输尿管中下段结石直径小于0.6厘米，可试行经膀胱镜用特制的套篮或导管套取（图6-27，6-28）。

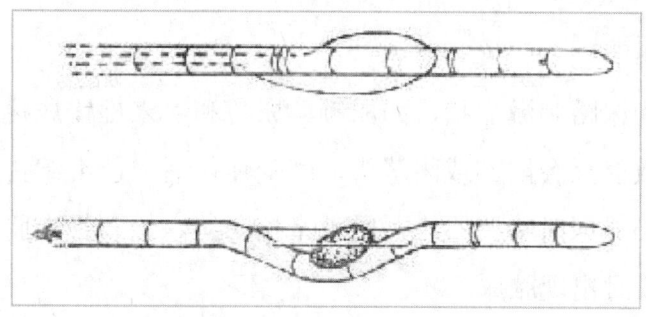

图6-27 经膀胱镜输尿管套石术

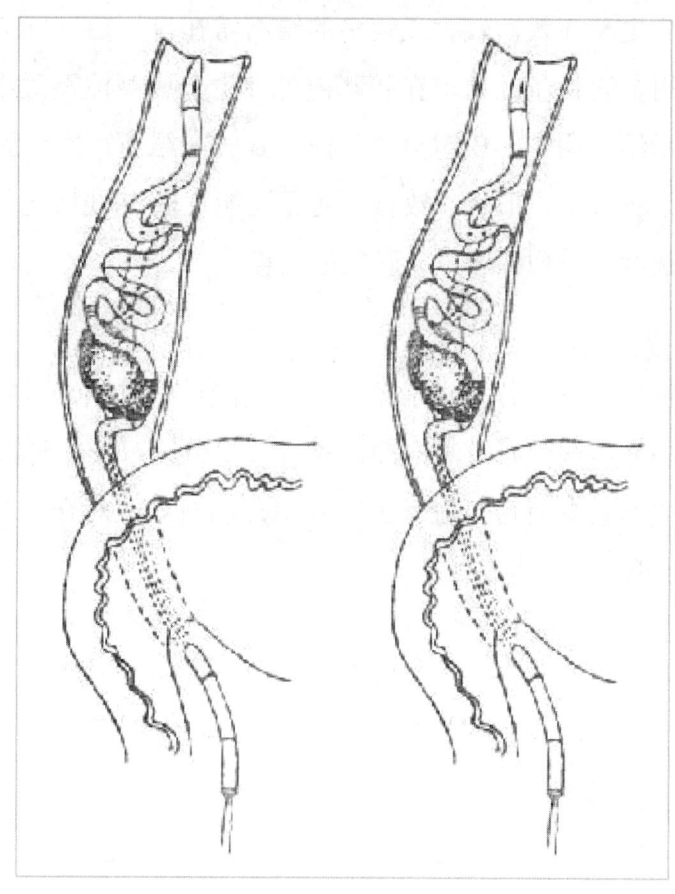

图6-28 多环输尿管导管套石术

第三节 膀胱结石

膀胱结石多在膀胱内形成，少数自上尿路移行而来。膀胱结石有地区性，多见于 10 岁以下的男孩，似与营养有关。近年来，随着我国人民生活水平的不断提高，膀胱结石的发病率已有减少趋势。老年人膀胱结石常为前列腺增生症的并发症。

一、临床表现：

主要表现为尿路刺激症状，如尿频、尿急和终未性排尿疼痛，尿流突然中断伴剧烈疼痛且放射至会阴部或阴茎头，改变体位后又能继续排尿或重复出现尿流中断。患儿每当排尿时啼哭不止，用手牵拉阴茎，结石损伤膀胱粘膜可引起终未血尿，合并感染时出现脓尿。

二、诊断：

根据典型病史和症状，较大或较多的结石常在排尿后，行双合诊可在直肠或阴道中触及，用金属探条经尿道在膀胱内可产生金属磨擦及碰击感，膀胱区摄 X 线平片多能显示结石阴影，B 超检查可探及膀胱内结石声影，膀胱镜检查可以确定有无结石、结石大小、形状、数目，而且还能发现 X 线透光的阴性结石以及其它病变，如膀胱炎，前列腺增生、膀胱憩室等。

三、治疗

小的结石可经尿道自行排出，较大结石不能自行排出者可行膀胱内碎石术。碎石方法有体外冲击波碎石及液电冲击碎石、超声波石及碎石钳碎石（图 6-29）。较大结石且无碎石设备者可行耻骨上膀胱切开取石术，对合并有膀胱感染者，应同时积极治疗炎症。

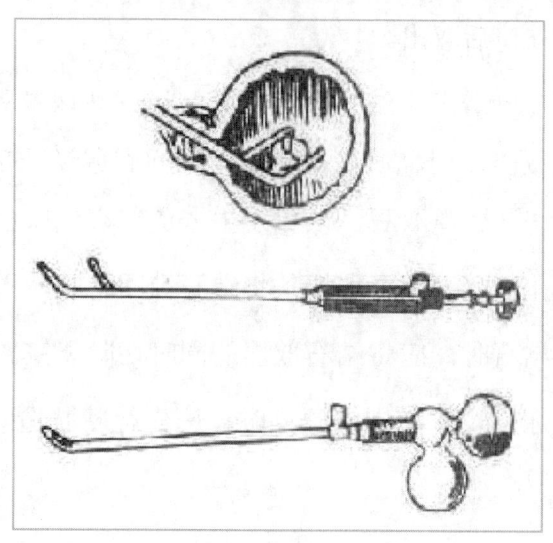

图 6-29 膀胱内碎石术

第四节 尿道结石

尿道结石绝大多数来自膀胱和肾脏的结石，少数原发于尿道内的结石则常继发于尿道狭窄或尿道憩室。

一、临床表现：

主要症状有尿痛和排尿困难。排尿时出现疼痛，前尿道结石疼痛局限在结石停留处，后尿道结石疼痛可放散至阴茎头或会阴部。尿道结石常阻塞尿道引起排尿困难，尿线变细、滴沥、甚至急性尿潴留。有时出现血尿，合并感染时可出现膀胱刺激症状及脓尿。

二、诊断

后尿道结石可经直肠指检触及，前尿道结石可直接沿尿道体表处扪及，用尿道探条经尿道探查时可有摩擦音及碰击感。X线平片可明确结石部位、大小及数目。尿道造影更能明确结石与尿道的关系，尤其对尿道憩室内的结石诊断更有帮助。

三、治疗

舟状窝内结石小的可用镊子取出，大的不能通过尿道外口者可将结石钳碎或经麻醉后切开尿道外口后取出。

前尿道结石可在麻醉下于结石近侧压紧尿道，从尿道外口注入液体石蜡，用钩针钩取，如不能取出，用金属探条将结石推回到尿道球部，行尿道切开取石，但应避免在阴茎部切开尿道取石，以免发生尿道狭窄或尿道瘘。

后尿道结石需在麻醉下用金属探条将结石推回膀胱，再按膀胱结石处理。

尿道憩室合并结石时，应将结石取出的同时切除憩室。

尿道结石合并尿道及尿道周围感染时，应先行膀胱造瘘，尿流改道，待感染控制后再行尿道内取石术。

第六章 泌尿及男性生殖系肿瘤

第一节 概述

泌尿及男性生殖系肿瘤是临床常见的肿瘤之一，其发病率仅次于消化道、呼吸道、女性生殖系及乳腺癌肿。国内有一组 27.149 例肿瘤标本的统计中，泌尿、男性生殖系肿瘤占全部肿瘤的 4.6%，而其中癌肿约占全部癌的 9%。从临床病例统计的数字来看，在泌尿、男性生殖系肿瘤中，又以膀胱癌发病率最高，其次为肾肿瘤、睾丸肿瘤、阴茎肿瘤、前列腺肿瘤。近年来我院临床收治的病例中，膀胱癌和肾癌的病例均有逐年增多趋势，而阴茎癌的发病率则有明显下降。泌尿及男性生殖系肿瘤中，绝大多数都是恶性的，治疗方法目前虽然不少，但最终的治疗效果往往不够理想，预后不佳。泌尿及男性生殖系肿瘤也和全身其它部位的肿瘤一样，目前在病因学方面的了解尚不够清楚，但部分病人似和吸烟、接触染料化工毒物等有关。

第二节 肾脏肿瘤

肾脏肿瘤约占成人恶性肿瘤的 1% 左右。肾脏肿瘤绝大多数为恶性，常见的有肾癌、肾盂癌、肾母细胞瘤，良性肿瘤可来自肾脏的各种组织，如纤维瘤、血管瘤、脂肪瘤、平滑肌瘤以及各种组织来源的混合性错构瘤等，但不及全部肾肿瘤的 5%。

一、肾癌

肾癌为源于肾实质的恶性肿瘤，又称肾细胞癌，是肾脏最常见的肿瘤，约占肾肿瘤总数的 75%～80%，发病年龄多在 40 岁～60 岁，男多于女，约 3～5：1，两侧肾脏发病无明显差异，同时发病者少见。

（一）病理

肾癌来源于肾小管上皮细胞，外有包膜，切面呈亮黄色，如瘤体伴有出血则呈红色、棕色或褐色，常有囊性变及中心坏死，如有钙化，状如皮革。显微镜下所见常有两种类型，一种为透明细胞癌，癌肿主要由大的多角形细胞所组成，胞浆含有较多的胆固醇，由于在切片过程中胆固醇被溶解，因此细胞在镜下呈透明状，这类癌细胞分化较好；另一类为颗粒细胞癌，细胞较小，胞浆内含有嗜酸性颗粒，此类细胞分化程度差，恶性程度也较高。

肾癌的临床分期，目前一般按 Robson 分类法可分为IV期：

I期：肿瘤局限于肾实质

II期：病变突破肾包膜进入肾周脂肪囊、但肿瘤仍限制在 Gerata's 筋膜内。

III期：癌栓进入肾静脉或下腔静脉，癌细胞进入淋巴结转移

IV期：肿瘤侵及邻近器官或肿瘤发生远处转移。

肾癌生长迅速，早期即可突破肾包膜而直接侵犯肾周围组织或向肾盂、肾盏内压迫以致破溃，出现肉眼血尿。肾癌的转移主要是通过血运和淋巴二条途径，癌细胞栓子逐渐长大进入静脉系统甚至波及右心房，淋巴结转移可以发生在病变早期，主要是先转移至肾门淋巴结，进一步转移到肺门淋巴结，肾癌转移至肺的机会最多，由肺经血流再转移至其它器官，其中以骨骼系统多见，肝脑等器官也有所见。

肾癌病人临床发展及预后相差悬殊，但同肿瘤的临床分期、病理组织学级别的高低密切相关，另外还同肿瘤大小、血沉快慢、病人性别、细胞 DNA 含量等因素也有一定关系。据统计，术后 5 年生存率临床I期患者为 79%、II期为 40%、III期为 24%、IV期为 8%，IV期病人 1 年生存不到 50%。

（二）临床表现

1. 血尿：无痛性全程肉眼血尿常是病人就诊的初发症状，常无任何诱因，也不伴有其它排尿症状。数次血尿后，常自行停止，再次发作后，病情逐渐加重。

2. 肿块：肿瘤长大后，可在肋缘下触及包块，包块较硬，表面不平，如肿瘤和周围组织粘连则因固定不随呼吸上下活动，双手合诊时，肾脏肿块触诊更为清晰。

3. 疼痛：肾癌早期，常无任何疼痛不适，因肾癌本身引起的疼痛仅占患者40%左右。病变晚期则可由于肿瘤包块压迫肾包膜或牵拉肾蒂而引起腰部酸胀坠痛，出血严重时偶可因血块梗阻输尿管引起绞痛。

4. 其它：左肾肿瘤可伴继发性左侧精索静脉曲张，癌栓侵及下腔静脉时可出现下肢水肿，病灶远处转移患者，可出现转移病灶的症状，如肺转移可出现咳嗽、咯血，骨骼转移可出现病理性骨折等等。约有43%左右的病人尚出现高血压表现，晚期患者常出现明显消瘦、贫血、低热、纳差、失重等恶病质表现。

（三）诊断

肾癌典型的临床表现是血尿、包块和腰痛，但这三个症状一般只有到晚期病变时才会同时出现。因此，对40岁以上的病人，出现以上任何一个症状都应引起高度重视，尤其是无痛性全种肉眼血尿往往是肾癌的首发症状，更应首先考虑和排除肾肿瘤的可能。除体格检查双手合诊注意肾区有无包块外，常用的诊断措施有：

1. B型超声检查：能检出直径1厘米以上的肿瘤，且使用方法无创伤性，能重复检查，能准确的分辩囊性病变抑或是实性占位性病变。

2. CT扫描：CT扫描不仅能正确分辩病变性质是囊性还是实性外，它尚能通过测定病变组织的密度进行诊断，能更形象地反映解剖结构上的变异，应用对照剂后尚能了解双肾功能情况，这一项目已列为目前肾肿瘤术前的常规检查。

3. 静脉肾盂造影：通过排泄性尿路造影，不但能看到肾癌引起的肾盂肾盏受压情况，如龙爪样畸形、花瓣状变形、缺损不显影等等，而且能了解对侧肾脏功能情况，这对决定切除病肾是一个重要的先决条件。

4. 核磁共振：这是继CT扫描后的又一新的诊断技术。据统计，应用核磁共振进行肾癌临床分期正确率能达到90%。

5. 肾动脉造影及栓塞：肾动脉造影对肾囊肿与肾肿瘤的鉴别有重要作用，前者囊肿内无血管，囊肿周围血管少且整齐，常呈弓形移位；而肾癌血管丰富，粗大，排列紊乱。肾动脉造影目前一般作为肾肿瘤动脉栓塞前的一种辅助性诊断措施，一旦确诊肾癌，造影同时即行肾癌动脉栓塞。动脉栓塞后可使瘤体缩小，术中减少出血及癌栓扩散，亦可降低手术难度。

6．实验室检查：肾癌患者在大量肉眼血尿发作之后，一般尿中或多或少存在镜下红细胞，部分病人尿中细胞学检查可找到癌细胞，但阳性率较低。近年发展起来的肿瘤标记物检查，是一项新的检查方法，但缺乏特异性的肾癌标记物，血、尿中的癌胚抗原、血中亲血色蛋白、尿中聚胺物等水平在肾癌患者中可有提高。

7．其它：膀胱镜检查在血尿发作时可窥清血尿从何侧而来，腹膜后充气造影对了解肾癌与周围组织粘连情况也有帮助，可选择应用。

（四）治疗

1．手术治疗：肾癌一经确诊，应尽早行肾切除。手术入路的选择目前一般以经腹者为多，进腹手术术野暴露较好，可避免或减少对其它邻近器官的损伤，必要时尚可行胸腹联合切口。手术时尽快阻断肾蒂血管，避免肿瘤细胞扩散。肾切除同时，尚应切除肾周脂肪、筋膜组织及淋巴结。术野再用蒸馏水浸泡五分钟，以消灭残留逸散的癌细胞。对已有肺部转移、病人一般情况尚可、重要器官能耐受手术者，争取切除原发肾癌，对缓解病情有一定好处。

2．放疗：放射对肾癌的治疗作用尚无定论，目前放疗对肾癌病人主要用于：①患者年龄轻、病史短、肿瘤增长快、毒性症状明显者行术前放疗可缩小肿瘤体积；②癌肿已扩展到邻近器官或肿瘤切除不彻底的病例，术后放疗可减少局部复发；③晚期肾癌，不能手术切除，放疗可减轻疼痛、血尿及肿瘤毒性症状。

3．化疗：化疗对肾细胞癌的效果较差，联合化疗可提高疗效，近年来进行的体外化疗敏感试验，筛选化疗药物可能有一定益处。

4．激素治疗：黄体酮、睾丸酮对转移性肾癌能起到缓解病情的作用。

5．免疫治疗：卡介苗、转移因子、免疫RNA、干扰素、白介素等对预防复发或缓解病情发展有一定用处。

二、肾胚胎瘤

肾胚胎瘤又称肾母细胞瘤或Wilm's瘤，是幼儿时的腹内常见肿瘤。在幼儿的各种恶性肿瘤中，本病约占1/4，最多见于3岁以下的儿童，3～5岁发病率显着降低，5岁以后则少见，成人罕见。男女发病率无明显差异，多数为一侧发病，双侧同时发病者约10%左右。

肾胚胎瘤是一种上皮和间质组成的恶性混合瘤，常为一个大的实性瘤性，外有包膜，内含多种组织，如腺体、神经、肌肉、轻骨、脂肪等。肿瘤生长极快，高度恶性，早期即可发生远处转移，转移途径同肾癌，常转移至肺、肝、骨骼等。

（一）临床表现

消瘦和腹部包块是本病最重要的症状。腹部包块最初常是母亲或保姆在为孩子洗澡或换衣服时摸到，以后发现腹部包块迅速长大，同时见患儿精神欠佳，食欲不振、烦燥哭闹、明显消瘦、低热，有时患儿血压升高，在短期内出现恶病质征象。由于肿瘤一般不侵犯肾盂，故明显血尿者较少，少数患儿尿中可查到红细胞。

（二）诊断及鉴别诊断

幼儿腹部发现包块，短期内明显增大，首先应考虑到肾胚胎瘤。检查时腹部包块表面较平坦，质硬。B超、CT扫描检查可明确肿块与肾脏关系及肿块是囊性还是实性，这对诊断本病有重要意义。腹部平片可见肿块阴影及有无钙化、骨化。静脉肾盂肾造影可见肾盂、肾盏受压或不显影，同时可了解对侧肾脏功能情况。在鉴别诊断中，主要需同先天性肾积水相鉴别，B超、CT扫描检查可明确这一病变。

（三）治疗

肾胚胎瘤也和肾癌一样，一经确诊，应尽早经腹作肾切除术。对过大肿瘤术前可先行放疗促使瘤体缩小，以利手术，可减少出血及降低手术难度。术后切口愈合后即可开始继续放疗，可提高治愈率。化疗可用放线菌素D，15～25微克/公斤/日，连用5天，静脉注射，以后每3个月重复一次，共7次。或长春新碱40～60微克/公斤/日，静脉给药，总剂量为100～300微克/公斤。

在手术、放疗和化疗联合应用下，肾胚胎瘤的长期生存率已有明显提高。如为早期病人，五年生存率在90%以上。但对单纯手术或病程较晚的患儿、五年生存率很不理想。治疗后五年不复发者以后复发的机会大为减少。

三、肾盂癌

肾盂癌系发生在肾盂或肾盏上皮的一种肿瘤（图6-30），约占所有肾肿瘤的10%左右。本病多数为移行细胞癌，少数为鳞癌和腺癌，后二者约占肾盂癌的15%左右，它们的恶性程度远较移行细胞癌为高。临床所见移行细胞癌可在任何被覆有移行上皮的尿路部位先后或同时出现，因此，在诊断及处理上应视为一个整体，不能孤立地对待某一局部的移行细胞癌。

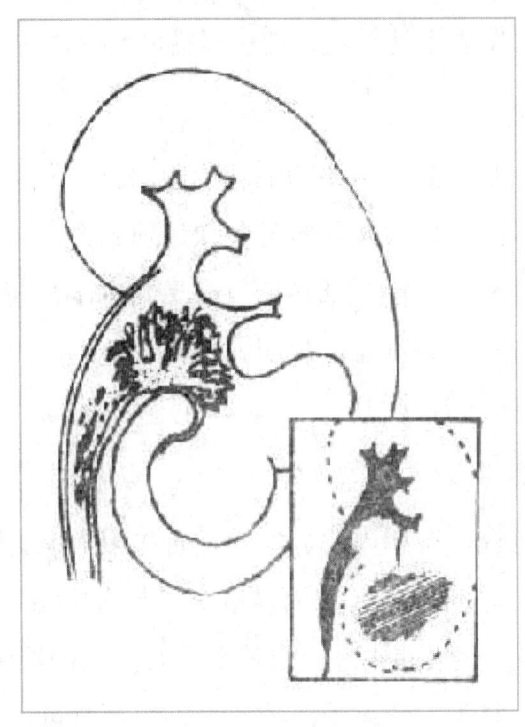

图 6-30 肾盂肿瘤及其肾盂造影所见肾盂乳头状癌，血尿、梗阻造成下盏积水肾盂造影有充盈缺损

（一）发病情况

年龄多在 40 岁以上，男多于女，约 3：1，左右发病无明显差异，两侧同时发生者，约占 2～4%。

（二）临床表现

约有 70～90% 的病人临床表现早期最重要的症状为无痛性肉眼血尿，少数病人因肿瘤阻塞肾盂输尿管交界处后可引起腰部不适、隐痛及胀痛，偶可因凝血块或肿瘤脱落物引起肾绞痛，因肿瘤长大或梗阻引起积水出现腰部包块者少见，尚有少部分病人有尿路刺激症状。晚期病人出现贫血及恶病质。

（三）诊断及鉴别诊断

本病诊断方法基本同肾癌，大量反复肉眼血尿，血尿严重时可见输尿管管型血块。查体常无阳性体征发现，血尿发作时膀胱镜检查可见患侧输尿管口喷血，尿液细胞学检查可见肿瘤细胞。B 超、CT 检查可见肾盂实质占位性病变，静脉肾盂造影或逆行肾盂造影可见肾盂或肾盏内有不规则的充盈缺损。

不透光的阳性肾结石可同肾盂癌相混淆，但前者在尿路造影片上的缺损阴影大多呈园形或卵圆形，边缘光滑；而肾盂癌的占位缺损边缘为不规则，尿细胞学检查可查见癌细胞，CT、B 超检查也助于鉴别诊断。

（四）治疗

肾盂癌的治疗仍以手术为主，切除病肾及全段输尿管包括输尿管开口旁的部分膀胱，以防止残留的输尿管内再发生肿瘤。由于癌细胞的分化和基底的浸润程度差异较大，预后亦很悬殊。分化良好，无浸润的肾盂肿瘤，手术后5年生存率在60%以上，但肾盂癌手术后生存率一般低于肾癌。有报导指出，术后加用放疗对提高生存率有一定作用。

第三节 膀胱肿瘤

膀胱肿瘤较常见，约占所有恶性肿瘤的20%左右，在我国发病率居泌尿系肿瘤首位。本病男多于女，约为4：1，发病年龄多在40岁以上，且随年龄增大而发病率增加。但近年来30岁以下发病者有所增加，20岁左右的患者也时有所见，总的发病率有增高趋势。本病在首次诊断时大多病变局限，但约有6%病人已有远处转移。膀胱肿瘤治疗后复发率极高，一旦复发，其生物学行为也随之改变，往往向更高的病理级别及临床分期发展。

一、病因

膀胱肿瘤病因复杂，真正的发病原因尚不完全清楚，据临床观察及实验研究的结果，可能与下列因素有关。

（一）外源性致癌物质：很早注意到在工业发达国家中直接从事于苯胺染料的工人，膀胱癌发病率特别高，且发病率随工龄增长而升高。后经临床观察及实验研究发现，β-奈胺和联苯胺类化合物对致癌有关，进一步查明了这类物质的代谢产物如硫酸对偶2-氨基-1苯酚在尿中排出的浓度高出正常值200倍，若使尿液分流不经膀胱排出，则膀胱组织不发生癌变。此外，吸烟、日常生活中所接触的致癌物质等也被认为是诱发膀胱癌的病因之一。

（二）内源性致癌物质：色胺酸和萘酸代谢异常，其中间产物邻羟氨基酚类物质，能直接影响细胞的RNA和DNA的合成，具有致癌性能，膀胱肿瘤病人尿内色胺酸代谢产物增多。

（三）其它致癌因素：患埃及血吸虫病后，由于膀胱壁中血吸虫卵的刺激容易发生膀胱肿瘤。我国血吸虫病由日本血吸虫病所致，不引起这种病变。膀胱粘膜白斑病、腺性膀胱炎、结石、长期尿潴留，某些病毒感染等也是诱发膀胱肿瘤的病因之一。

二、病理

膀胱肿瘤大多来源于上皮细胞，占95％以上，而其中90％以上为移行细胞癌，鳞状细胞癌和腺癌较少见，但恶性程度远较移行细胞癌为高。非上皮来源的肿瘤如横纹肌肉瘤等则罕见。膀胱肿瘤在病理改变上根据细胞大小、形态、染色深浅、核改变、分裂相等分为四级。一、二级分化较好，属低度恶性；三、四级分化不良，属高度恶性。乳头状瘤细胞形态与正常移行细胞无明显差异，但有复发和恶变倾向，因此在治疗上仍视为癌肿对待。膀胱肿瘤在生长方式上，有原位癌、乳头状癌和浸润性癌三种，在临床上三者混合性存在不很少见。在膀胱镜下或活体标本大体观察可以看出肿瘤有蒂者常为低度恶性，广基无蒂者为高度恶性，溃疡浸润型的肿瘤总是高度恶性的。临床上对膀胱肿瘤生长浸润深度按 Jewett-Marshall 分期方法分为四期（图6-31）。

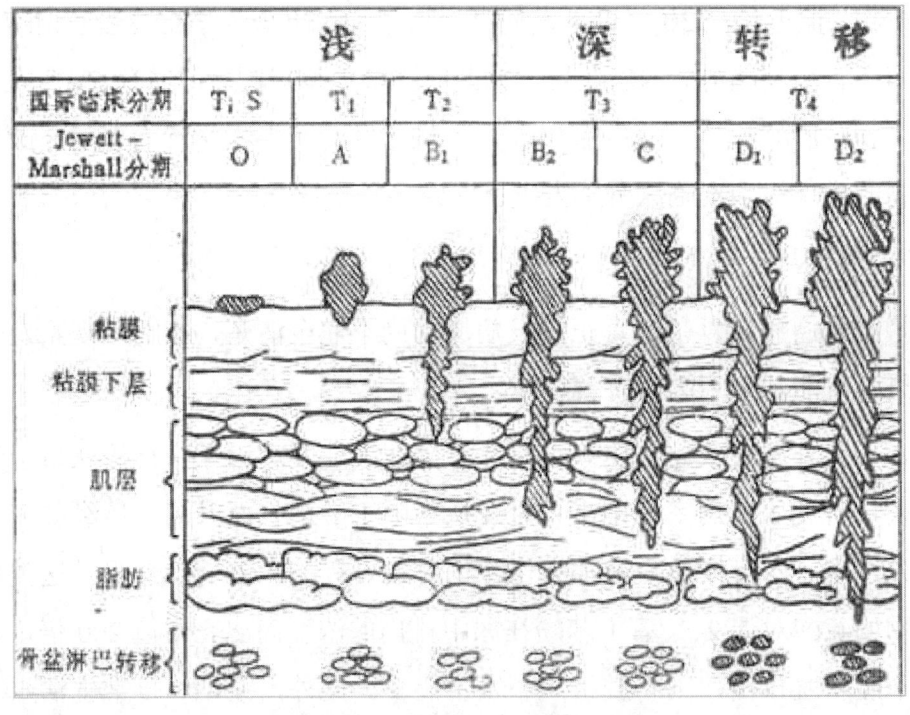

图6-31 膀胱肿瘤临床分期

O期：肿瘤限于粘膜；

A期：肿瘤累及粘膜下层，但未侵及肌层。

B1期：肿瘤累及浅肌层。

B2期：肿瘤累及深肌层，但尚未侵及肌层外组织。

C 期：肿瘤侵及全肌层及膀胱周围脂肪组织。

D1 期：肿瘤侵及膀胱周围组织及盆腔内器官，局部有淋巴结转移。

D2 期：肿瘤发生远处转移。

膀胱肿瘤最多分布在膀胱侧壁及后壁，其次为三角区和顶部，其发生可为多灶性，亦可同时或先后伴有肾盂、输尿管及尿道的肿瘤。膀胱肿瘤的扩散主要是向深部浸润，继则发生远处转移。转移途径以髂淋巴结、腹主动脉淋巴结为主，晚期少数病人可经血流转移至肺、骨、肝等器官。膀胱癌的转移发生较晚、扩散较慢。

三、临床表现

（一）血尿：绝大多数膀胱肿瘤病人的首发症状是无痛性血尿，如肿瘤位于三角区或其附近，血尿常为终末出现。如肿瘤出血较多时，亦可出现全程血尿。血尿可间歇性出现，常能自行停止或减轻，容易造成"治愈"或"好转"的错觉。血尿严重者因血块阻塞尿道内口可引起尿潴留。血尿程度与肿瘤大小、数目、恶性程度可不完全一致，非上皮肿瘤血尿情况一般不很明显。

（二）膀胱刺激症状：肿瘤坏死、溃疡、合并炎症以及形成感染时，患者可出现尿频、尿急、尿痛等膀胱刺激症状。

（三）其它：当肿瘤浸润达肌层时，可出现疼痛症状，肿瘤较大影响膀胱容量或肿瘤发生在膀胱颈部、或出血严重形成血凝块等影响尿流排出时，可引起排尿困难甚至尿潴留。膀胱肿瘤位于输尿管口附近影响上尿路尿液排空时，可造成患侧肾积水。晚期膀胱肿瘤病人有贫血、浮肿、下腹部肿块等症状，盆腔淋巴结转移可引起腰骶部疼痛和下肢浮肿。

四、诊断

成年人尤其年龄在40岁以上、出现无痛性血尿，特别是终末血尿者，都应想到泌尿系肿瘤，而首先应考虑膀胱肿瘤的可能。查体时注意膀胱区有无压痛，肛指检查双手合诊注意有无触及膀胱区硬块及活动情况，膀胱肿瘤未侵及肌层时，此项检查常阴性，如能触及肿块，即提示癌肿浸润已深，病变已属晚期。尿液脱落细胞检查，可查见肿瘤细胞，该检查方法简便，可作血尿病人的初步筛选，但如果肿瘤细胞分化良好者，常难与正常移行细胞相鉴别，故检出的阳性率不高。

膀胱镜检查对本病临床诊断具有决定性意义，绝大多数病例通过该项检查，可直接看到肿瘤生长的部位、大小、数目，并可根据肿瘤表面形态，初步估计其恶性程度，并进行活检以明确诊断。在肿瘤体积较大、膀胱容量很小、炎症较重、出血活跃、尿液混浊膀胱镜检查无法得到清晰概念时，膀胱 X 线造影检查可见充盈缺损，浸润的膀胱壁僵硬不整齐。B 超、CT 扫描、静脉肾盂造影等对全面了解本病及排除上尿路有无肿瘤等都有一定价值。

五、治疗

膀胱肿瘤治疗以手术切除为主。手术治疗分为经尿道切除肿瘤、膀胱切开切除肿瘤、膀胱部分切除、膀胱全切除等手术。根据肿瘤的病理并结合肿瘤生长部位、病人全身情况等选择适当的手术方式。放射治疗、化学治疗、免疫治疗等在治疗中作为一种辅助措施或作为肿瘤切除后预防复发的一种手段。

（一）手术治疗

1. 电灼或电切法：对小的表浅肿瘤，可经尿道施行肿瘤电灼或电切术，对较大的肿瘤亦可进行经尿道肿瘤切除，对多发表浅肿瘤可切开膀胱施行电灼及电切术。

2. 肿瘤及膀胱部分切除术：对已侵犯肌层的肿瘤可选择此种治疗方法，切除包括肿瘤的全层膀胱壁，切缘距肿瘤不少于 2 公分，肿瘤若邻近输尿管口则一并切除，另行输尿管膀胱移植术。

3. 膀胱全切术：适用于肿瘤浸润深、范围广或肿瘤位于三角区内难已以上述方法手术治疗者则采用膀胱全切术。膀胱全切术又分单纯膀胱全切术及膀胱肿瘤根治全切术。后者包括清扫盆腔淋巴结及切除除直肠外的盆腔内器管。膀胱切除后尿流改道方式较多，如直肠膀胱术、回肠膀胱术、膀胱再生术、可控性肠管膀胱等，目前仍以回肠膀胱尿流改道者为多。

（二）非手术治疗

1. 放射治疗：用钴 60 或电子加速器治疗，对肿瘤切除后预防复发及晚期癌肿控制病情发展有一定帮助。

2. 化疗：化疗分全身化疗和局部化疗两种，局部化疗又有经髂内动脉内灌注和经膀胱内灌注等方法。目前较普遍的化疗用药还是多经膀胱内灌注。

膀胱内灌注方法：丝裂霉素 20mg～40mg 加生理盐水或蒸馏水 20ml～40ml，病人排空尿液后行膀胱内灌注，药液保留 2～3 小时，每周一次，共 8 次，以后改为 2 周一次，再灌 4 次，共 12 次。其它灌注药物还有噻替派、喜树碱、5-氟尿嘧啶、阿霉素、顺铂等均有所用。

3. 免疫治疗：卡介苗膀胱内灌注对预防肿瘤复发有明显疗效，据报道，干扰素、白介素等全身应用及膀胱内灌注对预防肿瘤术后复发亦有较好作用。

4. 其它：如激光、血卟啉、射频、热水加压、枯矾液注射等等，因临率效疗不一，尚少成熟结论。

六、预防及预后

加强劳动保护，减少外源性致癌物质的接触，平时多饮水，可能起到一定的预防作用。对已行手术治疗的病人，膀胱内药物灌注、定期随访膀胱镜检查十分重要。

表浅膀胱肿瘤手术后一年内约有 50～70%的患者复发，继续进展到浸润性病变者占 10～30%，一旦癌肿侵及深肌层，大部分患者预后不佳。

第四节 阴茎癌

阴茎癌过去在我国相当多见，占男性生殖系肿瘤第一位，近年来发病率已有明显降低趋势。

一、病因及预防

阴茎癌的病因仍不十分清楚，但根据临床观察及统计数字表明，揭示阴茎癌的发病与包茎或包皮过长有密切关系。犹太民族男性新生儿，10 天内行包皮环切术，未见有阴茎癌发生的病例。伊斯兰教民 4～12 岁行包皮环切术，患阴茎癌者极少。而成年后再行包皮环切术，则对阴茎癌无明显的预防作用。因此，阴茎癌可看作是一种包茎或皮过长的晚期并发症，也是一种可预防的肿瘤。阴茎头白斑，增殖性红斑可能癌变，但较少见。经常清洗、保持包皮腔的干净十分重要。

二、病理

阴茎癌主要是鳞状上皮癌，极个别为基底细胞癌。肿瘤分乳头型和结节型，结节型又称浸润型，临床常见为乳头型。乳头型以向外生长为主，可穿破包皮；结节型向深部浸润，进展快，易成溃疡。由于阴茎筋膜和白膜坚韧，除晚期病例外，阴茎癌很少浸润尿道海绵体，故一般不影响排尿。阴茎癌恶性程度较低，发生转移较晚，转移途径主要经淋巴，最先出现的转移是沿包皮下层淋巴组织，转移至两侧腹股沟淋巴结，沿血流发生远处转移者，极少见。

三、临床表现

发病年龄多在35岁以上，都有包茎或包皮过长、包皮炎的病史。最初表现为阴茎头丘疹、疣样新生物或硬结，尤以沿冠状沟区多见，一般治疗均不能阻止期生长扩大，直至出现溃疡及溃烂不断扩大。在包茎内的病变不能察见，病人可感到阴茎头部有痒感，继则注意到包皮外口有恶臭的脓性分泌物渗出，直至包皮溃破穿孔，肿瘤逐渐外露，呈菜花状。阴茎癌一般不影响排尿，病人亦无特殊不适，病变发展为进行性的阴茎溃烂过程。病人就诊时，一般都有腹股沟淋巴结肿大，但多数由于阴茎癌并发局部感染所致，仅少数为肿瘤转移。

四、诊断与鉴别诊断

诊断本病，一般多无困难。如阴茎癌已经溃破，基底部硬实，肿瘤呈菜花状外翻，分泌物多有恶臭。当病变仅有硬结尚未破溃，如有包皮覆盖，则应行包皮环切将病变部位暴露，局部活组织病理检查，可明确诊断。

有几种阴茎头部硬结病须与早期阴茎癌相鉴别：①阴茎结核：常为多发，不易溃破，对抗结核药物治有效。②阴茎角化症：硬结随长大而脱屑，但不溃破。③Bowen's病：实际上是阴茎原位癌一种类型，尚未发生局部浸润。以上病变行活组织病理检查均能明确诊断。

五、治疗

诊断一经明确，即行手术治疗，放射治疗和化学治疗作为一种配合手术的辅助措施，对提高治愈率和生存率有一定作用。

（一）手术治疗：如肿瘤较局限，可行阴茎部分切除术，切线距肿瘤2公分之外。如病变已波及大部分阴茎，则行阴茎全切除术，术中将尿道开口移植在会阴部，取蹲位排尿。

阴茎癌患者，绝大多数有腹股沟淋巴结肿大，但肿大的淋巴结大部分系由阴茎癌并发感染引起，仅有少部分是癌肿淋巴结转移所致。对有淋巴结转移者，应作两侧腹股沟淋巴清扫切除术，必要时包括清扫切除股管及髂窝淋巴结，阴茎癌切除手术与淋巴结清扫手术可同期或分期进行。对不能明确病变性质的肿大淋巴结，可在切除阴茎癌肿术后2~3周视淋巴结变化情况，再决定须否施行双侧腹股沟淋巴结清扫术。

（二）放射治疗：放射治疗作为术后辅助措施，可提高治疗效果。

（三）化学治疗：争光霉素对阴茎癌有较好效果，配合手术治疗可提高疗效。

阴茎癌无两侧腹股沟淋巴结转移者，经手术治疗，治疗愈率为90%，已有淋巴结转移者，5年生存率为19～38%。另外，年轻病例、癌肿转移早、预后差。

第五节　睾丸肿瘤

睾丸肿瘤比较少见，约占全身肿瘤的1～2%，发病年龄多在20～40岁之间，右侧多于左侧，双侧同时发病者少见，隐睾患者睾丸肿瘤发生率较正常人群高20～40倍。

一、病理

睾丸肿瘤约96%起源于睾丸的生殖上皮细胞，根据不同成熟程度的生殖细胞，可发生不同病理类型肿瘤。国内一组502例发生于生殖细胞的睾丸肿瘤，其中精原细胞瘤占55.8%、胚胎癌22.7%、畸胎瘤9.3%、畸胎癌3.2%、绒毛膜上皮癌2.4%以及混合瘤3.6%。上述类型中以精原细胞瘤分化最好，绒毛膜上皮癌分化最差，恶性程度最高。

睾丸肿瘤转移较早，多经淋巴和血运扩散，其中精原细胞瘤以淋巴转移为主，其它肿瘤除经淋巴转移外，还经血流扩散至其它器官如肺、肝、脑、骨骼等。转移肿瘤的病理类型可以与原发肿瘤一致，亦可与原发肿瘤不相一致，发生其它类型有生殖细胞肿瘤。

二、临床表现与诊断

睾丸肿瘤常无明显症状，或由于产生阴囊胀坠不适、患者发现睾丸肿大硬实而就诊。少数病人临床表现为急性睾丸炎，发生睾丸红肿热痛、全身畏寒。因此，原发性急性睾丸炎经抗炎治疗无效者，应考虑患此病的可能。检查触诊时睾丸肿大，但仍保持原形，表面光滑，质硬而沉重，附睾精管无异常。B超检查有助本病诊断，X线检查可了解有无胸部及骨骼转移。

睾丸肿瘤须与鞘膜积脊、睾丸损伤后血肿机化、附睾睾丸炎等相鉴别。

三、治疗及预后

睾丸肿瘤治疗以手术切除为主。精原细胞瘤对放疗敏感，手术高位切除病变睾丸后、腹部可行预防性放射，5 年治愈率可达 90%左右，即使复发的腹部转移肿瘤，经放射治疗治愈率仍可达到 50%以上。睾丸非精原细胞肿瘤，对放射线不敏感，手术切除病变睾丸后，尚须进行腹膜后淋巴结清扫术。术后淋巴结组织检查未见转移、甲胎蛋白及绒毛膜促性腺素测定均为阴性，可继续观察不作其它治疗，否则需施行化疗。化疗常可选用 2~3 种药物联合用药，以提高疗效。非精原细胞的睾丸生殖细胞肿瘤，预后不佳，五年生存率仅 1/3 左右。

第七章 包皮及阴囊内常见病

第一节 包皮疾病

一、包皮过长：包皮完全复盖阴茎头，但能自由向上翻转称为包皮过长。若能经常清洗，保持包皮腔清洁，可不处理。若有反复感染，可行包皮环切术。

二、包茎：包皮完全复盖阴茎头而且不能上翻至阴茎冠状沟称为包茎。可分为：

（一）生理性包茎：新生儿包皮内面和龟头表面有轻度粘连，阻碍包皮翻转至冠状沟，这种包茎称为生理性包茎。生后2～3年内随着上皮粘连被吸收而自然消失。

（二）真性包茎：指三岁以后包皮仍不能翻转至冠状沟者。有时包皮口小如针尖，妨碍阴茎发育，排尿时尿液在包皮内积聚，使包皮膨大如球。这种包茎需在9岁以前作包皮环切术，否则容易引起包皮龟头炎、尿道外口狭窄。包皮垢积聚可形成包皮垢结石，长期刺激可诱发癌变。长期排尿困难可影响肾功。小儿病人可引起尿频和夜间尿床。

（三）继发性包茎：包皮过长者由于创伤，感染引起包皮口疤痕形成，造成包皮口狭窄，包皮不能上翻。这种包茎称为继发性包茎，需作包皮环切术。

三、嵌屯包茎：包皮口稍紧，用力可将包皮翻转至冠状沟，如未立即使之复位，包皮口卡于冠状沟处，使静脉回流受阻，远端的龟头和包皮水肿，称为嵌屯包茎。病人有剧痛、甚至有排尿困难，严重者可引起包皮、龟头坏死。早期可用手法复位，水肿较重时可针刺放液后复位。不能复位时，可先作狭窄环背切开，使包皮复位。伤口愈合后再作包皮环切术。如有可能也可同时作包皮环切术。

有包皮过长或包茎的人，容易引起包皮或龟头发炎，发生包皮龟头炎。但心须注意排除阴茎癌、糖尿病等疾病

第二节 鞘膜积水

一、概念：

正常睾丸鞘膜囊内有少量液体（2～3ml），供滑润、保护睾丸用。如果液体过多即为鞘膜积水。而鞘膜积液的概念应包括鞘膜积水、鞘膜积血、鞘膜积脓和鞘膜乳糜肿。

二、解部要点

（一）鞘膜原是腹膜的一部分。胎儿7、8月时，睾丸从腹膜后下降，牵拉腹膜经腹股沟管进入阴囊。这样就形成了腹膜鞘状突，构成鞘状突的腹膜称为鞘膜；精索部分的鞘膜称为精索鞘膜，睾丸部分称为睾丸鞘膜。睾丸鞘膜又可分为脏层和壁层，复盖睾丸及附睾表面的称为鞘脏层，与阴囊壁相接触者为鞘膜壁层。

（二）在胎儿出生前腹膜鞘状突从腹股沟内环和睾丸上方两处开始闭合。最后精索部鞘膜成为一条纤维索，仅睾丸部鞘不闭合，成为鞘膜囊。

（三）如精索部鞘膜完全未闭合，则可形成交通性鞘膜积水；如闭合不全则可形成婴儿型鞘膜积水或精索鞘膜积水。如精索部鞘膜完全闭合，积液发生于睾丸鞘膜囊内，称为睾丸鞘膜积水。

三、病因

（一）原发性鞘膜积水

1. 原因不明。可能是鞘膜分泌增加、吸收减少或是由于未发现的或已愈合的睾丸附睾炎引起。

2. 腹膜鞘状突未闭合，腹腔内液体流入腹膜鞘状突内形成先天性鞘膜积水。

（二）继发性鞘膜积水

睾丸、附睾炎症、结核、阴囊内丝虫病、睾丸肿瘤、阴囊手术、创伤均可引起继发性鞘膜积水，液体内常含有白细胞。

四、分类

（一）睾丸鞘膜积水：积水在睾丸鞘膜囊内。这是成人中最常见的一种类型。

（二）婴儿型鞘膜积水：精索部鞘状突在内环处闭合，闭合处以下之鞘状突成为一个梨形囊，但不与腹腔相通。也称精索、睾丸鞘膜积水，多见于婴儿期。

（三）交通性鞘膜积水：也称先天性鞘膜积水。鞘状突完全未闭合、鞘膜囊与腹腔相通。平卧时鞘膜囊内液体可流入腹腔，站立时腹腔内液体又可流入鞘膜囊内，鞘膜囊时大时小。是幼儿中最常见的一种类型。

（四）精索鞘膜积水：精索部鞘状突在腹股沟内环处和睾丸上方均闭合，但精索部鞘状突本身并未闭合，仍留有一囊，位于阴囊上方或腹股沟管内，不与腹腔及睾丸鞘膜囊相通。

五、诊断

（一）临床表现：鞘膜积水的主要表现是局部包块、逐渐长大。可有坠痛、胀痛、牵扯痛。积液过多、包块过大者可引起阴茎内缩、影响排尿与性生活，使病人活动不便。

（二）检查：睾丸鞘膜积水和精索鞘膜积水一般为球形或卵园形。婴儿型鞘膜积水呈梨型，在腹股沟处逐渐变细。交通性鞘膜积水呈球形或梨形，平卧时可缩小或消失。有时交通孔道很小，长时间卧床才能略微缩小，所以容易误诊为婴儿型鞘膜积水或睾丸鞘膜积水。

包块表面光滑、有弹性、呈囊样感，张力小者可有波动感。精索鞘膜积水可在其下方摸到睾丸，有时误认为有三个睾丸。其他类型的鞘膜积水常摸不清患侧睾丸、附睾。除交通性鞘膜积水外，都不能还纳。鞘膜积水透光试验均为阳性；如鞘膜囊壁增厚、内容物混浊、有出血，也可以不透光。疝、睾丸肿瘤、阴囊血肿透光试验为阴性，但小儿疝也可能透光。所以不能冒然进行穿刺。

（三）鉴别诊断

1. 与腹股沟斜疝的鉴别：交通性鞘膜积水与腹腔相通处极狭小，仅能通过液体，不能通过肠管或网膜，而疝则可通过。所以疝有以下特点：①疝囊颈较粗大，皮下环增大。②疝内容物可以还纳或过去有还纳史，还纳时有咕噜声。③咳嗽有冲击感。④叩之呈鼓音、无波动感，可摸到睾丸，有时可听到肠鸣音。⑤透光试验，疝为阴性。

2．与其他疾病的鉴别：

①鞘膜积血：有外伤史，阴囊皮肤常有淤斑。其重量也较积水为重。

②睾丸肿瘤：质坚硬、不光滑而有特殊的沉重感，多无触痛。包块后方可摸到附睾，透光试验阴性。

③鞘膜乳糜肿：有丝虫病的特点：粗腿大旦、腹股沟淋巴结增大、血内嗜伊红细胞增高、夜间血内查到微丝蚴。阴囊包块透光试验为阴性，穿刺抽液可查到微丝蚴，液体为乳糜性。

④精液囊肿：多位于附睾头，穿刺液为乳白色，可查见精子。

3．穿刺抽液：可以明确诊断，但穿刺前必须明确病变不是疝，透光试验为阳性。穿刺前最好先作B超检查。

六、治疗

（一）婴儿期各种鞘膜积水均有自愈的机会，所以2岁以内不需手术。小的、无症状的成人鞘膜积水也可暂不治疗。

（二）穿刺抽液并注入硬化剂：在阴囊前壁穿刺、抽出囊内液体，然后注入5%鱼肝油酸钠、盐酸奎宁（13.33%）、四环素溶液或无水酒精等。每周一次，一般需2～4次。有时注射后可引起附睾炎、睾丸炎等并发症。对交通性鞘膜积水是禁忌的，对囊壁很厚、多房性囊肿或伴有附睾、睾丸病变者也不适用。所以至今仍未被广泛接受。

（三）手术治疗：睾丸鞘膜积水、婴儿型鞘膜积水、精索鞘膜积水可用鞘膜翻转术或鞘膜大部切除术。交通性鞘膜积水应经腹股沟切口，近内环处结扎腹膜鞘状突并将远端鞘膜囊翻转或切除。对继发性鞘膜积水必须治疗原发病。

第三节　精索静脉曲张

一、发生率

精索蔓状静脉丛扩张、弯曲、延长称为精索静脉曲张。多见于青年人，多发生于16～25岁之间，发病率在15%左右，99%发生于左侧，双侧约占1%。

二、病因

（一）解剖因素：睾丸和附睾的血液经精索静脉回流，精索静脉可分为三组，他们在外环处有侧枝循环互相交通。

后组：精索外静脉→腹壁下静脉→股静脉→髂外静脉。

中组：输精管静脉→膀胱上静脉→髂内静脉。

前组：精索内静脉：睾丸、附睾的静脉主要通过精索蔓状静脉丛回流，静脉丛在腹股沟管内合并为2~4条静脉，穿过内环至腹膜后合成一条静脉，称为精索内静脉。右侧精索内静脉向上斜行进入下腔静脉；左侧呈直角进入左肾静脉。精索静脉曲张多见于左侧的原因是：

1. 左精索内静脉长，呈直角进入肾静脉，血流受到一定阻力。左肾静脉附近的左精索内静脉无瓣膜，因此血液容易倒流。

2. 左精索内静脉位于乙状结肠之后，易受肠内粪便的压迫，影响血液回流。

（二）生理因素：青壮年性机能较旺盛，阴囊内容物血液供应旺盛。所以有些精索静脉曲张可随年龄增长而逐渐消失。另外，长久站立，增加腹压也是发病因素。

（三）其它因素：腹膜后肿瘤、肾肿瘤、肾积水等压迫精索内静脉可引起症状性或继发性精索静脉曲张。原发者平卧时很快消失，继发者常不消失或消失很慢。

三、诊断

（一）临床表现：1.病人可完全无症状，仅在查体时发现。2.患侧阴囊或睾丸有坠胀感或坠痛,阴囊肿大,站立时患侧阴囊及睾丸低于健侧,阴囊表面可见扩张、迂曲之静脉。摸之有蚯蚓团状软性包块，平卧可使症状减轻或消失。3.病人可有神经衰弱症状，如头痛、乏力、神经过敏等。有的病人有性功能障碍。4.精索静脉曲张有时可影响生育。精索静脉曲张者9%有不育，男性不育者有39%是精索静脉曲张引起的。严重者可引起睾丸萎缩。期原因是患侧阴囊内温度升高并反射至对侧、使精原细胞退化、萎缩、精子数减少；或是由于左肾上腺分泌的五羟色胺或类固醇经左精索内静脉返流入睾丸，引起精子数减少。

（二）检查：对继发性精索静脉曲张应注意检查腹部、应作静脉肾盂造影排除肾脏肿瘤。临床上可将精索静脉曲张分为三度：

1度（轻度）：站立时看不到阴囊皮肤有曲张静脉突出，但可摸到阴囊内曲张之静脉，平卧时曲张之静脉很快消失。

2度（中度）：站立时可看到阴囊上有扩张的静脉突出，可摸到阴囊内有较明显的曲张之静脉，平卧时包块逐渐消失。

3度（重度）：阴囊表面有明显的粗大血管，阴囊内有明显的蚯蚓状扩张的静脉，静脉壁肥厚变硬；平卧时消失缓慢。

四、治疗

无症状的轻度精索静脉曲张不需治疗。

非手术治疗：较度精索静脉曲张或伴有神经衰弱者可托阴囊、冷敷等。

手术治疗：较重的精索静脉曲张、精子数连续三次在2千万以下或有睾丸萎缩者；平卧时曲张之静脉可消失者，可行精索内静脉高位结扎术。手术途径有：

1．经腹股沟管精索内静脉高位结扎术：与疝切口相同，显露精索，找出精索内静脉主干及其分枝，将其结扎。此手术途径简便，常用。可同时结扎扩张的精索外静脉和睾丸引带静脉，如术中用手术显微镜，效果更好，复发率低，并发症少。

2．经髂窝途径：左下腹斜切口，推开腹膜，于腹膜后、髂外动脉前找到精索内静脉予以结扎、其优点是若于此处误伤精索内动脉亦不会引起睾丸萎缩。缺点是不能同时处理交通支。

3．最近有人将导管经下腔静脉、左肾静脉插至左精索内静脉，然后注入5%鱼肝油酸钠或明胶海绵与钢圈，栓塞此静脉，治疗精索静脉曲张。缺点是静脉有畸形，有侧枝循环则不适于栓塞，而且需要特殊设备。

第四节　隐睾

一、定义：

隐睾为先天性阴囊内没有睾丸，它包括睾丸下降不全、睾丸异位和睾丸缺如。睾丸下降不全系指出生后睾丸未降至阴囊底部而停留在下降途中的某一部位，包括停留在腹腔内者。临床上常将睾丸下降不全称为隐睾。睾丸异位是睾丸离开正常下降途径、到达会阴部、股部、耻骨上、甚至对侧阴囊内。睾丸缺如是指一侧或两侧无睾丸，约占隐睾病人的 3～5%。在新生儿中大约有 4～10%的男婴出生时睾丸未完全降至阴囊内，生后仍在继续下降，至 1 岁时隐睾发生率仅为 1～2%，在成人约为 0.4%。单侧隐睾较双侧多，约为 5：1。

二、病理

睾丸下降不全的原因有两种学说：1.内分泌因素：如果母体绒毛膜促性腺激素不足或睾丸本身有缺陷而对该激素不发生反应，常常引起双侧睾丸下降不全。2.机械因素：如精索血管过短、睾丸引带或腹股沟管发育不良、睾丸和腹膜后组织粘连、提睾肌变异等阻碍睾丸下降。这种情况常引起单侧睾丸下降不全。

睾丸长期停留在不正常的位置可引起不良后果：1.睾丸萎缩：阴囊具有自行调节温度的能力，使阴囊内温度较腹腔低 1.5～2.5℃，以维持睾丸的发育和精子形成。睾丸未下降至阴囊内，生后 2 年内还只有轻度的组织改变，在 2～5 岁以后就会引起睾丸发育不全或萎缩。所以两侧隐睾可使 90%的病人不育。2.恶性变：隐睾患者恶性变的危险较正常阴囊内睾丸大 20～48 倍；而腹腔内睾丸恶性变的危险较腹股沟睾丸大 5 倍。睾丸先天性缺陷以及睾丸处于不正常的位置、周围温度较高是隐睾发生恶性变的原因。一般认为睾丸固定术并不能予防恶性变，但有人认为 10 岁以前作睾丸固定可减少恶性变的机会。3.易外伤：睾丸位于阴囊内，活动度较大，外伤的机会较小。位于腹股沟的睾丸，当腹肌收缩时腹股沟管也收缩，其中的睾丸即受到挤压。腹腔内睾丸也经常受腹压改变的挤压。4.睾丸扭转：隐睾之睾丸可能有睾丸引带、提睾肌附着异常或睾丸鞘膜的附着异常，形成"钟垂样改变"，因而易于发生睾丸扭转。5.其他：隐睾患者大约 65%合并斜疝。空虚的阴囊可引起自卑感、精神苦闷、性情孤僻。

三、诊断

隐睾患者常因阴囊空虚、内无睾丸来就诊。也有以"疝"为主诉而就诊者，或因双侧隐睾、婚后不育而来作检查的。诊断一般不困难。但对于摸不到睾丸的隐睾与睾丸缺如的鉴别应予重视，因为后者不需要手术。

如果病人染色体为 XY 型，血清卵泡刺激素（FSH）升高，血清睾丸酮（T）降低，而且睾丸酮的水平对绒毛膜促性腺激素（HCG）的刺激无反应，则为双侧睾丸缺如，不需要手术探查。

对于单侧睾丸缺如术前难以确诊，激素试验是正常的。生殖腺静脉造影、腹腔镜检查、B 超、CT 扫描对诊断可能有帮助，必要时仍需手术探查。

四、治疗

（一）内分泌治疗：双侧隐睾可先试用绒毛膜促性腺激素治疗，方法如下：1. 每日肌注 500μ，共 20～30 天，总量为 10,000～15,000μ，2.隔日肌注 1,000μ，总量同上。3.隔日肌注 3,300μ，共 3 次，总量为 10,000μ。应在 3～5 岁以前进行激素治疗，如果激素治疗无效，不宜继续应用或重复应用，应改为手术治疗。

（二）手术治疗：对于单侧隐睾或用激素治疗无效的双侧隐睾均应手术治疗。

1．手术时机：建议作睾丸固定的年龄越来越早。目前多认为在 2 岁以前作手术较好。对于低位隐睾亦可在 6 岁以前作手术。

2．手术方法：经腹股沟斜切口，找到睾丸，充分游离精索和输精管，将睾丸固定于阴囊内。双侧隐睾如果不能固定于阴囊内，应保留一个睾丸并尽可能将其放在皮下，以保留其内分泌功能。对于青春期以后的单侧隐睾，尤其是高位的、摸不到睾丸的隐睾，应作睾丸切除，以防止癌变。

第八章 泌尿系梗阻性疾病

第一节 概述

一、泌尿系梗阻的原因及部位

泌尿系梗阻的原因很多，可涉及泌尿系多种疾病。按泌尿系梗阻的病因性质主要可分为机械性梗阻和动力性梗阻。根据泌尿系梗阻的部位分为上尿路梗阻即输尿管以上梗阻及下尿路梗阻即膀胱以下包括尿道发生梗阻。上尿路梗阻多为单侧，也可以是双侧的，对肾功能影响发生快；下尿路梗阻时，由于膀胱的代偿及缓冲作用，对肾功能的影响发生较慢，但均为双侧性。

（一）上尿路梗阻的原因：上尿路机械性梗阻的原因为①肾及输尿管先天性异常如肾盂输尿管交界处狭窄等；②肾及输尿管结石；③肾盂及输尿管肿瘤；④输尿管炎症；⑤宫颈癌淋巴结转移压迫输尿管；⑥输尿管损伤等。上尿路动力性梗阻的原因有先天性巨输尿管症等。

（二）下尿路梗阻的原因：下尿路机械性梗阻的原因有①前列腺增生症；②膀胱颈挛缩；③尿道狭窄；④尿道瓣膜；⑤尿道结石等。下尿路动力性梗阻的原因以神经原性膀胱机能障碍为常见。

二、泌尿系梗阻的病理生理

（一）上尿路梗阻的病理生理：尿液的形成以肾小球过滤作用为主。过滤作用依靠肾小球毛细胞血管内的血压与血浆胶体渗透压及球膜阻力之间的压差，即滤过压。任何部分的尿路梗阻均可使其近端压力增高，最终使球膜阻力增加而降低滤过压,导致尿液减少及肾盂扩张。由于肾盂内尿液可通过肾盏穹窿部静脉逆流、肾盂肾小管逆流,肾盂淋巴逆流及肾盂间质逆流等途径而重吸收,故尿液分泌并不停止。尿液的分泌和逆流的平衡失调促使肾积水的继续发展。肾实质的营养主要由肾小球输出小动脉及其分支直小动脉供应。这些血管的压力较肾小球毛细血管的血压为低(低于 8~9.3Kpa(60~70mmHg))。因此,如尿路梗阻持续存在,则肾小管内反压增高而压迫这些血管,导致肾实质发生缺血性萎缩,最终使肾功能严重亏损。

(二)下尿路梗阻的病理生理:下尿路梗阻时,膀胱欲维持正常的排尿速度,则需产生较强的膀胱逼尿肌收缩,使膀胱内压升高。继之膀胱逼尿肌逐渐增生,膀胱壁肥厚,并出现小梁、小房形成,严重时则有憩室形成。膀胱在代偿情况下,强有力的逼尿肌收缩而产生的膀胱内压增高可使尿液完全排空。如梗阻持续存在,可出现膀胱逼尿肌代偿机能不足而产生残余尿,最终使膀胱呈弛缓性扩大并导致两侧肾功能受损。

(三)尿路梗阻所致的尿滞留是尿路感染的重要条件。在梗阻近端,由于尿液滞留,细菌较易生长。尿路梗阻减低机体抗感染能力,使尿路感染得以存在、发展和增剧。尿路梗阻引起的尿液滞留亦有利于尿路结石的形成而结石本身又可引起和加重尿路梗阻,两者互为因果。尿路梗阻有时可因肾实质缺血而并发高血压。这种病人在尿路梗阻解除后高血压常能随之消退。

(四)泌尿系梗阻的病理过程:泌尿系梗阻的病理过程分为三个阶段:①梗阻受损阶段:尿路梗阻发生初期,梗阻近端的管腔即扩张,血循环受到影响而产生阻性充血,导致扩大的管腔出现微小的破损,在肾脏皮髓交界处及肾乳头表现尤为明显。临床上表现为轻度血尿。梗阻后 8~14 天时,破损处逐渐修复。②管道肌层肥厚代偿阶段:由于尿路梗阻的存在,梗阻以上的管道肌层加强收缩而逐渐增厚并扩张。③代偿衰竭阶段:如尿路梗阻持续存在,管道肌层的增厚而增加的蠕动收缩力量不能克服梗阻时,近端管道继续扩张,管道肌层肌张力消失而出现肾输尿管积水,导致肾实质营养血管受压而致缺血性萎缩。膀胱机能出现代偿衰竭后,最终亦导致两侧肾积水及肾功能损害。

三、诊断

(一)临床表现:上尿路梗阻的临床表现为患侧腰痛。肾积水明显时上腹部可触及肿块如为间歇性梗阻则肿块时大时小。并发感染时可有发热、脓尿,有的出现尿频、尿急等症状。并发结石时可出现血尿。双侧严重肾积水可出现慢性肾功能不全症状，如食欲不振，恶心、呕吐及贫血等。双侧上尿路梗阻时可出现无尿。

下尿路梗阻的临床表现主要为进行性排尿困难，表现为尿线细小，射尿无力，排尿滴沥，淋漓不尽，分段排尿，进而出现尿潴留及充盈性尿失禁。长期下尿路梗阻亦可导致两侧肾积水及肾功能不全。

（二）尿液检查：并发感染时，尿内可有白细胞及脓细胞。中尿培养有非特异性细菌生长。并发结石时尿内有红细胞。

（三）膀胱镜检查：下尿路梗阻时，膀胱镜检查可发现前列腺增生，膀胱颈挛缩，膀胱结石及膀胱内小梁、小房，憩室等病变。

（四）尿路造影：并发结石时平片上可显示不透光的结石阴影。上尿路梗阻时，患侧常有肾积水。严重肾积水常致肾功能亏损而不显影。输尿管积水可显示扩大，迂曲等。下尿路梗阻时，膀胱轮廓不规则，有憩室时可显示憩室的大小及部位。膀胱尿道造影可显示尿道狭窄及瓣膜等病变。

（五）B型超声检查：上尿路梗阻时，患侧肾常可探到液平段，提示患肾积水。并发结石时可探及结石及其声影。下尿路梗阻时，膀胱内可测得不同程度的残余尿。

（六）CT扫描检查：上尿路梗阻时，CT扫描除能测得患肾积水外，尚能测定患肾皮质的厚度，对决定治疗方案有重要参考价值。CT扫描尚可检测结石影，有时亦可发现肾盂及输尿管肿瘤。

（七）肾功能检查：梗阻早期，肾功能常无改变。单侧上尿路梗阻常致患侧肾功能减退，可由靛胭脂试验，同位素肾图及静脉尿路造影提示。长期两侧上尿路梗阻及下尿路硬阻时，可致两侧肾功能不全，血尿素氮及肌酐升高。同位素肾图可显示患肾功能受损或梗阻性肾图。

（八）尿流动力学检查：下尿路梗阻时，最大尿流率降低（＜10ml/sec），排尿期膀胱内压明显增高（＞70cm水柱）。

四、治疗原则

尿路梗阻的原因很多，治疗方法复杂，因此，必须细致检查，全面考虑，并在此基础上选择治疗方针。

（一）病因治疗：尿路梗阻疾病的治疗应在明确诊断，查明病因的基础上，消除引起尿路梗阻的原因，才能彻底治愈。例如：肾盂输尿管连接部狭窄，如患肾仍有功能，应作肾盂成形术，即切除狭窄部分，大部切除扩大的肾盂后，重作肾盂输尿管吻合。肾及输尿管结石可行体外震波碎石或手术取石术。前列腺增生症如病情允许，应行前列腺摘除术。尿道狭窄应行狭窄段切除及吻合或拖入术。双侧尿路梗阻的治疗原则为两侧肾功能尚可时，宜先对肾功能较差侧施行手术，使两肾功能均能充分恢复如两侧肾功能均差时，应选择肾功较好的一侧先行手术，对侧亦应尽快施行手术。

（二）梗阻以上造瘘术：如梗阻病因暂时不能解除，或病人情况不允许作较大手术时，可先在梗阻以上部位行造瘘术，以利尿液引流，使梗阻引起的损害逐渐恢复，待条件许可时，再解除梗阻的病因。上尿路梗阻时行肾造瘘术。下尿路梗阻时行膀胱造瘘术。

（三）肾切除术：如上尿路梗阻导致严重肾积水，肾功能已极度损害或又合并严重感染时，如对侧肾正常，可将患侧肾切除。

第二节　前列腺增生症

前列腺增生症是一种老年男性的常见病，发病年龄大都在50岁以后，随着年龄增长其发病率也不断升高。其病理改变主要为前列腺组织及上皮增生，故称前列腺增生症。随着人民生活水平及卫生条件不断提高，我国人民的平均寿命已达70岁，前列腺增生症已成为泌尿外科的常见病，由于它在泌尿系所造成的梗阻，影响排尿，直接威胁肾功能，对患者的生活与健康带来严重的危害，故本病在老年医学中是重要课题之一。

一、发病率

前列腺增生症发生于老年男性，一般多在50岁以后发病，且随着年龄的增长而发病逐渐增多，根据国内统计资料，50岁以上的老年人约有36~38%有前列腺增生。前列腺增生症约占泌尿外科住院病人的8~11%，发病率仅次于尿路结石，占第二位。50岁以前发病者，国人罕见，但在白色人种与黑色人种中发病年龄较早，即40岁以后即可发病。

二、病因与病理

前列腺增生与体内雄激素及雌激素的平衡失调关系密切。睾丸酮是男性主要雄激素，在5α还原酶的作用下，变为双氢睾丸酮。5α双氢睾丸酮是雄激素刺激前列腺增生的活性激素。它在前列腺细胞内与受体结合成复合物，并被转送到细胞核中，与染色质相互作用而产生对细胞的分化和生长作用。近处来大量研究结果表明，雌激素对前列腺增生亦有一定影响。在肝血及前列腺组织内，雄激素可转变为雌激素。雌激素一方面通过抑制垂体黄体生成激素的释放而降低雄激素的产生量，另一方面雌二醇可增加组织对双氢量睾丸酮的吸收与转化。雌激素还能增加雄激素与受体的结合。近几年来，有人提出前列腺增生与胆固醇有关，有待进一步探讨。

前列腺由腺体和平滑肌组成。腺体分为两组，外组称前列腺组，构成腺主体，内组称尿道腺组，分布于尿道粘膜和粘膜下层。前列腺增生的最初部位多认为在尿道腺组形成结节，其中既有纤维组织和平滑肌组织，也有腺组织，三者所占的比例各有不同。增生结节的不断生长，使其周围真正的前列腺组织受到剂压，并被推向外围而形成所谓外科性包膜。此包膜与增生的前列腺组织之间有明显的界限，给手术摘除增生的前列腺提供了有利的条件。

前列腺增生常发生在两侧叶及中叶，前叶很少发生，从不发生于后叶。增生部分特别是中叶和两侧可突入膀胱内，使膀胱出口抬高超过膀胱底部水平，这种活瓣作用可引起膀胱排尿障碍。前列腺及膀胱颈部有丰富的α肾上腺素能受体。前列腺增生后主要引起尿道的机械性梗阻，但α肾上腺素能受体兴奋时，加重了尿路梗阻的症状。前列腺增生的主要危害是尿道梗阻，但梗阻的程度与前列腺增生的大小不一定成正比，而主要取决于增生的前列腺对尿道压迫的程度。梗阻早期膀胱有代偿功能，并不出现残余尿。晚期由于膀胱代偿功能衰竭，膀胱残余尿越来越多，使膀胱内压增高引起输尿管扩张和肾积水，使肾功能受损，严重者可出现慢性肾功能衰竭。

三、诊断

（一）临床表现：前列腺增生症的症状是随着病理改变而逐渐出现。早期因膀胱代偿而症状不明显，因而患者常不能准确地回忆起病程的长短，随着病情加重而出现各种症状。

1. 尿频、尿急：早期最常见的症状是尿频，且逐渐加重，尤其是夜尿次数增多。引起尿频的原因早期是由于膀胱颈部充血导致膀胱逼尿肌反射亢进，后期是由于增生前列腺引起尿道梗阻，使膀胱内残余尿增多而膀胱的有效容量减少所致。

2. 进行性排尿困难：主要表现为起尿缓慢、排尿费力，射尿无力，尿线细小，尿流滴沥，分段排尿及排尿不尽等。

3. 尿失禁：晚期前列腺增生症常致膀胱代偿功能衰竭而扩大，膀胱残余尿量不断增加。当膀胱内积存大量残余尿时，由于膀胱过度膨胀，膀胱内压力增高至超过尿道阻力后尿液可随时自行溢出，称充盈性尿失禁、夜间熟睡时，盆底肌肉松弛，更易使尿液自行流出而发生遗尿。

4. 急性尿潴留：在排尿困难的基础上，如有受凉、饮酒、劳累等诱因而引起腺体及膀胱颈部充血水肿时，即可发生急性尿潴留。患者膀胱极度膨胀，疼痛，尿意频繁，辗转不安、难以入眠。

5. 血尿：前列腺增生组织表面常有静脉血管扩张充血，破裂后可引起血尿。出血量不等多为间歇性，偶有大量出血，血块充满膀胱，须紧急处理。血尿发生时，应与膀胱内炎症、结石及肿瘤等鉴别。

6. 肾功能不全症状：晚期由于长期尿路梗阻而导致两肾功能减退而出现氮质血症，表现为食欲不振、恶心、呕吐及贫血等。

7. 其他症状：由于长期排尿困难而依赖增加腹压排尿，可引起或加重痔，脱肛及疝等。

（二）直肠指诊：直肠指诊是诊断前列腺增生症的重要步聚，可摸到前列腺肿大，表面光滑及中等硬度。按照腺体增生的程度可把前列腺增生症分为三度：第一度增生为腺体增大、中央沟变浅，第二度增生为腺体明显增大，中央沟消失或略凸出，第三度增生为腺体显著增大，中央沟明显凸出,甚至手指不能触及腺体上缘。直肠指诊前列腺不大时，不能否定其增生的存在。因前列腺中叶增生或增大的腺体大部突入膀胱时，指诊不一定能触及增大的腺体，需用其他方法检查方能确诊。

（三）膀胱镜检查：膀胱镜检查能直接观察前列腺各叶的增生情况，并可了解膀胱内有无其他病变，如肿瘤、结石、憩室等，从而决定手术治疗的方式。因为前列腺增生导致后尿道梗阻，膀胱镜有时不易插入，故操作时必须谨慎，务求轻巧，切勿粗暴，尽可能将镜鞘后压使镜鞘前端前移，以免损伤前列腺引起出血或假道，给患者带来不必要的痛苦。

（四）残余尿的侧定：膀胱残余尿的多少反映膀胱代偿衰竭的严重程度，因而这是重要的诊断步骤之一，也是决定手术治疗的因素之一。测定方法有①B型超声测定法：此法简便、易行，无损伤，但不够精确；②排尿后导尿法：排尿后立即导尿而导出的全部尿液的即为残余尿量，正常人残尿应为0～10ml，此法较准确可靠，但有逆行感染机会；③膀胱造影法：静脉尿路造影时，于排尿后拍膀胱区立位片，观察膀胱内含有的造影剂多少即为残余尿。此法精确度更差。

（五）膀胱造影：对不能进行膀胱镜检查的病例可行膀胱造影，除观察膀胱颈部充盈缺损外，还可观察有无膀胱结石、肿瘤、憩室及输尿管返流等。

（六）B型超声检查：可测定前列腺的大小、包括横径、前后径与上下径，正常的前列腺的横径为4厘米，前后径约2厘米左右，形态呈椭园形，左右对称。前列腺增生时前列腺明显增大，前后径增大较横径更显著。

（七）尿流动力学检查：前列腺增生而引起下尿路梗阻时，最大尿流率降低（<10ml/sec)，排尿期膀胱内压增高>9.3Kpa（70mmHg）。

（八）放射性同位素肾图：可了解两肾分泌功能及肾盂、输尿管引流情况。

（九）其他检查：有肾功能检查及尿培养等。如需手术，则应作心、肺、肝功能检查。

四、治疗

前列腺增生如无尿路梗阻症状及膀胱，肾功能障碍者无需治疗，如已影响排尿及正常生活时，应予治疗。

（一）急性尿潴留的处理：急性尿潴留时，患者尿意窘迫，非常痛苦，须予紧急处理。处理方法为①应用α肾上腺素受体阻滞，如酚妥拉明、苯苄胺、竹林胺、四喃唑嗪等可使膀胱颈松弛，有利于尿液排出。②放置留置导尿管以引流尿液。如导尿管不能放入时，可用钢丝作管芯将导尿管放入，如仍不能放入时，可行耻骨上膀胱穿刺造瘘术。

（二）非手术治疗：对尿路梗阻较轻，或年老体弱，心肺功能不全等而不能耐受手术者适于非手术治疗。

1. 激素治疗：雌激素可使前列腺腺体缩小，改善排尿症状，但停药后可复发。用法为去氢已烯雌酚5毫克，肌注，每日一次，连续30天左右，多数病例有较好的疗效。亦可用已烯雌酚4毫克，肌注、每日一次、苯甲雌二醇1～2毫克，肌注、每日一次，或黄体酮20毫克，肌注、每日二次。

2. α肾上腺素能受体阻滞剂治疗：前列腺被膜内及膀胱颈部均有大量α肾上腺素能受体。这种受体兴奋可导致膀胱颈收缩，加重尿路梗阻的症状。因此，临床应用α肾上腺素能受体阻滞剂治疗早期前列腺增生症，疗效满意，常用的有竹林胺，四喃唑嗪、哌唑嗪，苯苄胺等。

3．注射疗法：将药物直接注入前列腺，使前列腺组织发生无菌性坏死、液化吸收而使前列腺缩小。所用药物有右炭酸 9 毫升、冰醋酸，9 毫升，甘油 18ml 加注射用水 450 毫升，分装成每安 3 毫升、消毒备用。亦有用治血化瘀的中药配制。此法效果不稳定，复发率高，且易引起会阴痛，故不易推广。

（三）手术治疗：包括根治的前列腺摘除术及保守性手术，双侧睾丸切除或剜除术。

1．前列腺摘除术：前列腺摘除术是治疗前列腺增生症的根治方法，适于尿路梗阻明显，一般情况较好，心肺肝肾功能无严重障碍的患者。由于本病均发生于老年患者，故术前准备极为重要，如心肺肝肾功能的检查与治疗，残余尿的引流及控制尿路感染等。前列腺摘除术的手术经路有经尿道，经耻骨上（图 6-36），经耻骨后及经会阴四种，以前两种较常用，耻骨上经膀胱前列腺摘除术易为一般外科医师所掌握，暴露好，增生组织可完全摘除，并可同时处理膀胱内其他病变，如结石，肿瘤等。但此法损伤性大，前列腺出血不易完全控制，恢复期较长。近年来随着器械和技术的进步，采用经尿道前列腺摘除术愈益广泛。此法具有痛苦小、损伤少及恢复快等优点，但技术难度大，不易掌握，前列腺摘除不易彻底，且有前列腺电切综合征、尿道及膀胱颈狭窄及尿失禁等并发症。

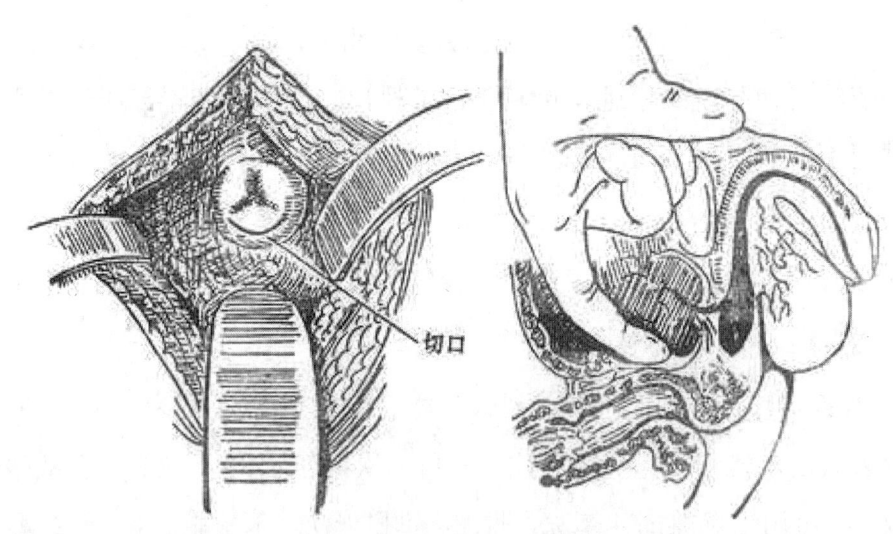

图 6-36 耻骨上前列腺摘除术

2．两侧睾丸切除或剜除术：适用于年高体弱，心肺肝肾功能有严重障碍，难以耐受前列腺摘除术，且非手术治疗无效者。此法简使易行，不需特殊设备，危险性小，且有一定的疗效。

（四）冷冻治疗：冷冻可使前列腺组织迅速降温至零下160°～190°之间，从而使前列腺细胞蛋白变性坏死，加之冷冻可引起小血管痉挛，导致血栓形成，组织缺血而坏死脱落。此法需特殊器械和冷冻剂。最常用的冷冻剂是液氮，器械有保存液氮的真空绝缘容器及输送液氮至尿道的绝缘管道及尿道探杆。国内报道此法有效率达94%。但冷冻的深度与广度不易掌握，且有出血、尿失禁及直肠瘘等前发症。

（五）微波和射频治疗：微波和射频的生物热效应对组织起热凝固作用。增生的前列腺经微波和射频波作用后发生凝固坏死而脱落，达到治疗目的。此法需特殊的治疗机及其他特殊设备。国内报道，治疗后尿流率改善占76.5%，残余尿消失占66%。

（六）激光治疗：激光对软组织具有凝固、碳化和气化作用，NdYAG激光能经光导纤维和通过水与空气等特点，使其有可能在内窥镜直视下将增生的前列腺组织气化而达到治疗目的。此法需有Nd-YAG激光器，激光前列腺治疗镜等特殊器械，适用于年高体弱，心肺肝肾功能较差，不能耐受前列腺摘除术者，具有操作简便、痛苦小、损伤少，恢复快避免膀胱造瘘等优点，但增生的前列腺消除不彻底，复发率高。

（七）金属耐压气囊扩张术：应用金属耐压气囊前列腺扩张器，在X线电视临视下扩张治疗前列腺增生症有一定的近期疗效。

（八）镍钛形状记忆合金螺旋管支架的应用：应用镍钛形状记忆合金螺旋管支架是利用其形变后形状记忆恢复产生的回复力，对前列腺部尿道产生一种持续、柔和的扩张支撑作用，使患者排尿通畅，具有操作简便，痛苦小，损伤少，费用低恢复快及避免膀胱造瘘等优点。

第九章 肾上腺疾病的外科治疗

第一节 概述

肾上腺位于肾上极的内上方，呈桔黄色，左右各一，右侧呈三角形，左侧略呈月牙形，每侧肾上腺重约 3～5 克。肾上腺分皮质和髓质两部分，皮质约占总重量的 90%。皮质来源于中胚叶，源于体腔上皮。髓质来源于外胚叶，发源于交感神经节。

肾上腺皮质可分为三层，由外向内分别为球状带、束状带和网头带。一般认为球将带与水盐代谢有关；束状带与醣和蛋白质的代谢有关；网状带分泌性激素与性器官和生殖器官有关。

肾上腺髓质约占肾上腺的 10%，呈褐红色，较松软，由交感神经节细胞和嗜铬细胞所组成。嗜铬细胞胞浆内有嗜铬颗粒，为儿茶酚胺的储存形式，在内脏神经的刺激下，儿茶酚胺可分泌入血。嗜铬细胞可分为二类，一类分泌肾上腺素，一类分泌去甲肾上腺素。

第二节 皮质醇增多症

1932 年柯兴氏（cushing）首次对本病做了详细描述，故亦称为："柯兴氏综合征"。系由于各种原因所致的皮质醇增多，引起体内蛋白质分解向糖元转化的代谢过程加快而产生的一系列临床症状。如下视丘及垂体病变，肾上腺皮质增生、腺瘤及皮质癌，异位产生的 ACTH 肿瘤如支气管燕麦细胞癌、肠道类癌等均是皮质醇症的病因。还有长期大量应用皮质激素也可产生药物性皮质醇症，停药后症状可逐渐消退。

本病多见于 20～50 岁，女性多于男性，约 2～3：1。

一、诊断要点

（一）临床表现

1. 向心性肥胖

其特点是满月脸、水牛背、躯干肥胖而肢体纤细，系皮质醇致脂肪分布异常所致。

2. 全身乏力

由于皮质醇增多，蛋白质分解加强，肌肉萎缩，皮肤弹性纤维减少。骨质疏松而致患者乏力，行动迟缓，上楼有困难。患者皮肤薄脆，颜面潮红，呈多血质改变，皮肤有紫纹，尤以腹部，股部及臀部多见，腰背疼痛，甚至发生病理性骨折。

3. 皮肤粗糙，多毛，痤疮，性功能减退。

女性可出现月经减少，性功能低下，甚至出现男性化征。在男性则有性欲减退，阳萎及睾丸萎缩等。

4. 心血管系统

本症有高血压者占 90%，可能与皮质醇增强了动脉对肾上腺素的敏感度及水钠潴留有关。表现为头昏、头痛、心肌缺血、心功能不全、心衰、脑供血不足及视网膜病变等。

5. 精神症状

表现为急躁、抑郁、淡漠、沉默寡言及典型精神病等。

6. 葡萄糖耐量减低

7. 血像及电解质改变

白细胞计数偏高，淋巴及嗜酸性细胞减少。血钠正常或偏高，血钾可偏低。

（二）激素定量检查

血内皮质醇含量增高，皮质醇节律异常，24小时尿17-羟类固醇含量增高。

（三）X线检查

1. X线平片

卢骨平片检查蝶鞍列为常规，脊柱、肋骨、骨盆及四肢各长骨有明显骨质脱钙、疏松，甚至病理骨折。

2. 腹膜后充气造影

对检查肾上腺增生、肿瘤等有帮助，由于B超及CT的广泛应用，目前，此项检查已少用。

3. CT

可准确了解双侧肾上腺大小，肿块性质及其与周围脏器关系等。

（四）B超

与CT类似，对诊断本病亦有很大价值，其影像分辨率较CT低，但其操作简单，扫描方向灵活，价廉。

（五）化验检查

白细胞计数偏高，主要为多核细胞增加，淋巴及嗜酸细胞减少。血化学学可有血钠升高，血钾降低，尿呈硷性，糖耐量曲线不正常。

（六）地塞米松抑制试验

在确诊为皮质醇症后，本试验对鉴别病因为皮质增生或者为皮质腺瘤时有帮助。如为增生，应用地塞米松后，血中皮质醇明显下降，如为皮质腺瘤则无影响。

二、治疗

（一）手术治疗

适合于各种肿瘤，秘括皮质腺瘤，腺癌以及分泌ACTH的异位癌肿，均应尽早采用手术治疗。皮质腺瘤手术摘除后效果良好，可完全治愈。皮质癌早期切除亦有治愈机会。分泌ACTH的异位癌肿原则上亦应争取尽早手术，如肠道产生ACTH的类癌，也有治愈机会，但支气管原性肺癌，常因癌肿发展迅猛而失去手术机会。垂体肿瘤也应尽早手术治疗。

肾上腺皮质增生多为双侧性，手术效果并非十分理想，具体手术方式各有不同。有的主张一次切除双侧肾上腺，终生补充肾上腺皮质激素；有的先手术切除一侧，视疗效情况再处理另侧；也有的一侧切除，另侧保留5～10%，术后视病情决定补充激素的量。

肾上腺手术后需注意肾上腺皮质功能，防止出现肾上腺危象。一侧肾上腺肿瘤，其对侧肾上腺常呈萎缩状态，一旦切除肿瘤，会出现肾上腺皮质功能低下的情况，所以术后一段时间内需补充肾上腺皮质激素，并加用 ACTH 促使萎缩的肾上腺皮质恢复正常功能。

（二）放射治疗

适用于对垂体病原的治疗，内照射法需手术将放射源植入；外照射可采用 60 钴或电子感应加速器，剂量为 4000～8000 伦琴。

（三）药物治疗

1．O，P'DDD（二氯二苯二氯乙烷）可使肾上腺皮质的束状带及网头带发生局灶性坏死，减少皮质醇的分必，对球状带无影响。

2．双吡啶异丙酮可抑制肾上腺 11-β羟化酶，从而影响皮质醇、皮质酮、醛固酮的合成。

3．氨基谷硫胺可抑制胆固醇转化为孕烯酮，降低皮质激素的分泌。

以上药的有暂时性疗效，长期应用其副作用有待解决。

4．赛庚啶 24 毫克/日，分 3～4 次服，6 个月以上；溴隐亭 2.5 毫克，4 次/日；氨基导眠能 0.75～1.0 克/日，分三次服，适于无垂体瘤的肾上腺皮质增生。

5．皮质激素的应用适用于术前予防肾上腺危象或术后补充肾上腺素的不足。

第三节　原发醛固酮增多症

原发醛固酮增多症系因肾上腺皮质球状带的病变，致醛固酮分泌过多而引起高血压、肌无力以及多饮多尿等症状的病症，简称为原醛。而肾上腺以外的某些疾病如肝硬化、充血性心力衰竭、肾病综合症以及肾性高血压等亦可引起肾上腺分泌过多的醛固酮产生类似上述的症状，称为继发醛固酮增多症，简称为继醛，诊断时需要加以区别。

醛固酮的主要生理作用是促进肾远曲小管对钠的重吸收，并排出钾离子和氢离子。

醛固酮的分泌直接受血清中钾离子的影响，钾离子浓度增高钠离子浓度降低时，醛固酮分泌增加，反之则降低。醛固酮的分泌还受肾素-血管紧张素的影响。血管紧张素II在使小动脉收缩的同时，可刺激肾上腺皮质球状带分泌醛固酮。血管肾张素II在血液肽酶作用下转变为血管紧张素III时其刺激作用更为强烈，可使之分泌大量的醛固酮，可引起继醛。

原醛的主要病因是肾上腺皮质腺瘤，约占90%，良性，桔黄色，多数直径小于2厘米，左侧多于右侧，双侧约占10%，细胞主要为球状带细胞。少数病例系由皮质增生所引起，多为双侧性。肾上腺皮质癌所致的原醛极为罕见，常同时合并有性征异常或皮质醇增多现象。

一、诊断要点

（一）临床表现

本病女多于男，约2：1，多见于20～40岁，其主要临床症状为高血压、肌无力和多饮多尿。

1. 高血压

为本病的重要症状，常以头痛为首发症状，主要系因水钠潴留，细胞外液容量增加所致。

2. 肌无力

是本病的最常见症状之一，常突然出现对称性肌无力和麻痹，致使行走困难，双膝跪倒，严重时跌倒后不能自行爬起，有的低头过久，头部不能自行抬起。这些局部或全身性肌无力症状主要因血钾过低，神经肌肉功能障碍所致。

3. 多饮多尿

部分病人有明显多饮多尿症状，尤其夜尿多，系由于低钾引起肾小管近段病变使尿液再吸收及浓缩能力降低，表现为肾源性尿崩症。

（二）化验检查

1. 血钾降低，24小尿钾＞30毫当量，尿常呈硷性反应。

2. 血浆醛固酮定量升高，肾素或血管紧张素含量低。

（三）心电图提示低钾，常有期外收缩，QRS波增宽，ST段低平。

（四）B超检查

有重要诊断价值，常可准确显示肿瘤的部位及大小，因价廉可多次重复检查。

（五）X线检查

腹膜后充气造影断层有时可显示增大的肾上腺，但由于腺瘤常很小的而不能查见，目前已很少应用。

CT扫描对本病有很高诊断价值。肾上腺动脉造影也可协助诊断。

（六）安体舒通治疗试验

本病的高血压及低钾，经一般降压药物及补钾治疗均不能改善，但经安体舒通治疗后，症状可很快改善，故安体舒通不仅有治疗作用，而且也是一种重要试验诊断方法。

（七）鉴别诊断要点

1. 原醛与原发性高血压的鉴别：原发性高血压血浆肾素及醛固酮含量均正常。

2. 原醛与继醛的鉴别：继醛血浆肾素或血管紧张素均增高而肌无力及低钾症状较轻。

3. 有些疾病可致高血压低血钾，但肾素血管紧张素活性不高，血浆醛固酮含量正常，常见者有：

（1）久服甘草制剂者，可有钠潴留，高血压，低血钾，血浆醛固酮含量不高。

（2）柯兴氏征，特别是异位分泌ACTH肿瘤患者，可表现为高血压、低钾、血浆皮质醇增高而醛固酮定量正常。

（3）17-α羟化酶缺少症，致使肾上腺皮质皮质醇合成障碍，从而促使垂体ACTH分泌增加，造成肾上腺皮质增生和醛固酮分泌增多。此症称为"先天性醛固酮症"，罕见。投予地塞米松抑制ACTH，可使血钾上升，血压下降。

（4）腺瘤与增生的鉴别如术前能明确诊断，对指导治疗有极大帮助，如经B超、CT等检查仍不能明确诊断则有赖手术探查。

二、治疗

1. 手术治疗

肾上腺皮质腺瘤宜手术摘除，可望获得治愈。如术前诊断不能明确，可取上腹入路，探查双侧肾上腺，如有腺瘤予以摘除，如冰冻切片证实为增生，一般不主张手术，可采用药物治疗。

2. 药物治疗

适宜于双侧增生的病例，可服用安体舒通 40～120mg/天，可根据病情摸索出适当剂量长期应用。

术前口服安体舒通纠正高血压和低血钾，改善患者心功及全身情况，对术中安全及术后康复有重要意义。

此外，有 Aminogtuethimide 0.5～1.5 克/日，分三次服用，能阻断醛固酮合成，可与安体舒通交替使用。还有不影响 K+的利尿剂如 Amibride、Triamterene-thiazide，亦可联合应用，减少药物用量。

第四节 嗜铬细胞瘤

嗜铬细胞瘤起源于肾上腺髓质，交感神经节 或其它部位的嗜铬组织，肿瘤释放大量的儿茶酚胺，引起阵发性或持续性高血压和代射紊乱症候群。源于肾上腺髓质的嗜铬细胞瘤约占 90%。

一、肾上腺髓质的生理功能简介

主要是合成升压物质儿茶酚胺，包括肾上腺素、去甲肾上腺素和儿茶酚胺三类物质。其合成步骤如下：

酪氨酸 —羟化酶→ 多巴 —脱羧酶→ 多巴胺 —乙位羟化酶→ 正肾上腺 —N位甲基转移酶→ 肾上腺素

在肾上腺髓质及大型付神经节 内，均有 N 位甲基转移酶，均可使正肾上腺素转化为肾上腺素。在其它交感神经组织内缺乏此酶，故只能合成去甲肾上腺素。肾上腺素对α、β受体均有作用，而去甲肾上腺素只对α受体有作用。儿苯酚胺的最终代谢产物为 3-甲氧基 4-羟基苦杏仁酸，简称 VMA （Vanil mandelic Acid）。

二、诊断要点

（一）临床表现

1. 发病率

可发生于任何年龄，20～40 岁多见，男女无明显差别，有的有家族史。多数病例发生于肾上腺髓质，单侧，单发。约有 10%为双侧，10%为多发性，10%为肾上腺髓质之外。绝大多数位于腹腔之内，除肾上腺髓质之外，多见于腹膜后脊柱两侧，特别是腹主动脉分叉处的巨型付神经节。其它如膀胱、子宫、心肌、卢内等任何有交感神经节的器官均有发生之可能。

2．高血压

为本症最重要的临床症状，多数为阵发性发作，可因剧烈运动、体位改变、情绪波动、挤压或按摩腹部、灌肠、排尿等诱发。血压突然升高，收缩压可达40.0Kpa(300mmHg)，舒张压可达24Kpa(180mmHg)，同时伴有头痛、心悸、恶心、呕吐、出汗、面色苍白、焦虑、恐惧感、视力模糊、心动过速、心律失常、心前区紧迫感，甚至诱发左心衰竭和脑卒中。发作后皮肤潮红，全身发热，流涎，瞳孔小，尿量增多。一般发作历时数秒、数分、1～2小时或半日～1日。早期发作次数较少，间隔时间较长，以后逐渐加频，甚至1日十余次。还有相当部分的病例表现为持续性高血压，也可有阵发性加剧。久病患者可有心肌肥厚、心律失常、心脏扩大、心衰等。

3．代谢紊乱症侯群

基础代谢率升高、低热、多汗，血糖升高，糖耐量降低，可发生糖尿，四肢乏力，体重下降，久病者多表现为消瘦体型。

（二）辅助检查

1．24小时尿检测VMA

可多次进行，特别是症状发作之后，留取尿标本更有意义。正常值：5.0～45.4μmol/24小时尿（8～11毫克/24小时尿），阳性者常达20毫克以上，特别增高者可达70～80毫克或更高，应考虑肿瘤有恶性变之可能。

2．药物抑制试验

适用于血压持续高于22.7/14.7Kpa(170/110mmHg)的患者，方法是快速静脉注射酚妥拉明5mg，如15分钟以内收缩压下降＞4.5Kpa(35mmHg),舒张压下降3.3＞Kpa(25mmHg)，持续3～5分钟者为阳性。此药为α-受体阻滞剂，有对抗儿茶酚胺的作用，对其它原因的高血压无明显降压作用，阳性者有诊断意义。

3．药物兴奋试验

适用于阵发性高血压的非发作期，常用药物有组织胺、酪氨酸、高血糖素等。此试验患者承受一定痛苦，并非十分安全，现已不少用或不用。

4．B超检查

为定位诊断方法，操作简便，准确率高，应作为首选定位诊断方法。

5. CT检查

对肿瘤定位更可提供准确信息，诊断准确率高，也为常用方法。

6. 腹膜后充气造影

为过去常用之定位方法，由于B超及CT的广泛应用，目前已较少应用。

7. 其它定位方法

如静脉插管分段采血测定儿茶酚胺，131I-代苄胍（131I-MIBG）试验等，亦对定位有帮助，后者对肾上腺髓质外嗜铬细胞瘤有特异性定位诊断价值。

三、治疗

诊断明确、定位清楚的嗜铬细胞瘤，应积极手术治疗，可达治愈目的。由于本病的特殊病理改变，必须要进行妥善术前准备，否则术中，术后有较大危险。

（一）对高血压的治疗

用酚苄明口服10mg，每日三次开始，逐渐增加剂量，直止血压能控制在正常范围，然后减量维持。

（二）心脏功能的改善

当患者血压得到控制之后，有的心率增快，如心率超过150/次分，则应投予心得安等β受体阻滞剂，以降低心率。如有心肌供血不足则应予以极化治疗，改善心肌供血和改善心功能。

（三）低血容量的纠正

由于体内儿茶酚胺类物质增多，使全身血管床处于收缩状态，有效循环血量减少可达40%，故在上述两项准备之后，于术前三日开始扩充患者血容量，补充适量晶体和胶体溶液，2500~3000毫升/日，连续三日，术前日输全血400~600毫升，可增加患者术中，术后的安全性。

手术宜取腹部切口，便于暴露和检查，如肿瘤大，位置高，亦可加用胸腹联合切口。本手术要求有良好的麻醉，根据血压波动情况及时采用降压和升压药物。要求术者有熟练的技巧和丰富的经验。如肿瘤切除后血压仍未下降或降而复升，说明体内尚有肿瘤存在，宜再行仔细探查。

术后需密切观察血压，有时尚需短时间应用升压药维持血压。如果术前准备充分，术中经过顺利，术后血压很快稳定而不必使用升压药物维持。

有癌肿转移已不能手术的病例可用酪氨酸羟化酶抑制剂α-甲基对位酪氨酸 500～1500 毫克/日开始，可加至于 3～4 克/日，分 3～4 次服。也可加用苄胺唑啉控制血压，加用心得安改善心率，延长寿命。

在术前准备期间或不能手术的病例发作期的处理，可立即静脉注射苄胺唑啉 1～5 毫克（加入 5%葡萄糖液 20 毫升内），密切观察血压和心电图，如仍不能控制可再予 10～50 毫克加入 5%葡萄糖 500ml 内缓慢静滴，一般均能控制其发作。治疗时应密切观察血压，必要时给予吸氧，调整心率，抗心衰等对症处理。

第十章 泌尿外科常规工作

第一节 病案记录

病史

1. 排尿异常

（1）尿次增加：注意发病时间，应分别记录日、夜排尿次数，以分数式记录。日间排尿次数记为分子，夜间排尿次数记为分母。

（2）排尿困难：注意其程度，表现为开始排尿迟延、无力，尿线变细，尿流中断，尿潴留，

（3）排尿疼痛：注意疼痛的部位、时间、与排尿的关系。

（4）尿急、尿失禁：注意发生时间、程度，与排尿困难、尿痛、血尿及其他症状之间的相互关系，尿失禁者有无正常排尿。

2. 尿量异常详细记录病程中每24内的每小时尿量或日总量。肾移植、肾衰或败血症的患者必须随时测尿的比重。尿量改变与其他症状的关系及对各种治疗的反应。如疑有肾浓缩功能异常者，须以分数式分别记述日、夜尿量。怀疑为原发性醛固酮增多症的患者须分别记录日、夜尿量，以作对比。

3. 尿成分异常

（1）血尿：注意诱发因素及持续时间、血尿程度，肉眼血尿或镜观血尿；血尿在尿程中出现时间，为尿初、全程或终末；血尿颜色鲜红或暗红，均匀程度如何等。如有凝血块，则应询问其形态、有无腐烂组织；以及血尿与其他泌尿系症状、全身性疾病及用药的关系，如出血倾向、过敏反应、心血管疾病及高血压等

病史。有无长期服用镇痛药或抗凝血药物史。

（2）尿混浊：注意混浊出现时间及持续时间，是否伴有泌尿系其他症状，尿液久置后其混浊有何变化，分层否，有无沉淀物及絮状物。曾否发现脓尿、结晶尿、乳糜尿。

（3）尿石：注意结石的形态及大小，排出的时间及次数。

4．疼痛注意疼痛发生的部位、程度、性质、发作次数及持续时间，有无牵涉性或放射性痛及其区域，追询疼痛诱发因素或是否同时存在其他症状。

5．肿物发现的时间、部位、性质，生长速度，形态大小改变，活动范围是否与疼痛、血尿、排尿异常同时存在。

6．肾功能不全有无尿少、尿闭、浮肿、贫血、嗜睡、厌食、呕吐、昏迷等征象。

7．生育及性功能异常询问婚姻、生育及生活情况，注意有无遗精、早泄、阳萎、性欲亢进、性交疼痛、不射精或血精等情况。

8．高血压询问高血压发生的时间、进展情呈情况及血压波动情况。对药物治疗的效果。注意有高血压家族史，有无多汗、有无诱因可寻，以及其他并发的泌尿系症状及泌尿系以外的特殊症。

9．肾上腺皮质或髓质功能异常包括皮肤毛发、体型的异常改变，性征异常，电解质代谢异常，高血压，多汗以及这些异常发展变化的情况。

10．其他畸形、创伤、手术史、难产史、生活地区、职业等以及与泌尿外科疾病有关的问题，也应详细询问并作记录。

体格检查

肾区检查

视诊：局部是否膨隆，有无肿物，以图表示其大小、形态。脊柱是否弯曲，弯向何侧，有无腰大肌刺激征象。

触诊：有无压痛，肾脏能否触及，注意随体位及呼吸的变化。表面有无结节。如有肿物应注意其硬度、活动度，有无波动感。

叩诊：肋脊角有无叩击痛比较两侧是否相同。

听诊：剑突下及背部有无血管杂音，注意杂音的部位、特性及其传导方向。

2．输尿管区检查沿输尿管走行有无肿物、压痛。

3．膀胱区检查

视诊：下腹部有无膨隆，注意其大小、形态、部位与排尿的关系。

(2) 触诊：耻骨上区有无压压痛或肿物。如有肿物，应注意其界限、大小、、性质，压迫时有无排尿感或尿外溢，必要时于排尿或导尿后重新检查，或作双合诊检查。

叩诊：膨隆部是否为实音，确定是否为残余尿液并估计其尿量。

4.外生殖器检查

(1) 阴毛分布情况，与实际年龄、性别是否相符合。

阴茎大小与年龄是否相称，有无包茎或包皮过长，尿道外口的口径及部位声无异常，有无炎症脓性分泌物或狭窄。阴茎海绵体有无压痛、硬结、肿物，沿尿道有无压痛、变硬、瘘管。尿道外口是否红肿，有否分泌物，阴茎勃起时有无弯曲。

女性患者尿道口有无炎症、肉阜、肿物、分泌物，阴蒂是否肥大，有无处女膜伞等异常。

阴囊内容物检查，注意两侧阴囊的大小、形状是否对称，皮肤有无炎症、增厚，与附睾有无粘连或形成瘘管。阴囊肿大者平卧后是否消失，其大小、硬度、与睾丸、附睾、精索的关系如何，表面是否光滑，有无弹性，是否透光。睾丸是否存在，其大小、位置、硬度、形状、重量、感觉有无异常。附睾有无肿大、结节、压痛，精身索及输精管是否变粗，有无结节及压痛；皮下环是否大于正常，有无精索静脉曲张，腹股沟部有无肿物，会阴部感觉有无异常。

前列腺及精囊检查，在检查前应排空尿液，以膝肘卧位作直肠指诊，不能取膝肘卧位者取仰卧位或侧卧位。注意前列腺大小、硬度，有无压痛，结节或肿物，中央沟是否存在，活动度如何，有无固定感。精囊是否触及，尤其应注意前列腺的硬度或结节，有异常发现时，绘图标明其大小及部位。

肾上腺疾病及高血压患者的有关特殊体征检查，亦应包括在泌尿外科的检查项内（见本篇第七章有关内容）。

第二节 一般诊疗技术常规

尿道探杆探查或扩张术

[适应证]

探查尿道有无狭窄、膀胱有无结石；治疗或预防尿道狭窄；治疗慢性后尿道炎、反复发作的女性尿道综合征、膀胱颈梗阻。

[禁忌证]

泌尿生殖器官有急性炎症时，绝对禁忌尿道杆探查及扩张术，以免引起尿道热或败血症。尿道扩张后曾发生严重出血者，在查明原因前不应再行扩张术，更不应再向尿道灌注麻醉药。

[方法]

取平卧位或膀胱截石位，消毒外生殖器。术者戴手套，由尿道口灌入表面麻醉剂，并在尿道内保留数分钟。以左手提起阴茎，右手将涂有滑润剂的探杆轻轻插入尿道内。探杆插到球部尿道时，阴茎暂呈直立位置。到尿生殖膈时，稍有阻力，此时将阴茎连同探杆轻轻压平，并继续推进，即可进入膀胱。若金属探杆不能放入，可先用丝状探条引导，待其通过狭窄段后，再连接金属跟踪探杆进入膀胱。

[注意点]

操作轻巧，避免粗暴，以防损伤尿道或造成假道。

所用尿道探杆不可过细，以免穿破尿道，若F14-16号探杆不能通过狭窄时，应以丝状探条做引导。引进前仔细检查连接部是否牢固，以免丝状探条断裂或脱落，遗留在膀胱内。

扩张的间隔时间至少1周。经多次扩张后，狭窄部渐次增宽，扩张间隔时间可逐渐延长。

尿道扩张术，每次探杆径度只宜增调2-3个号码，因一次扩张太大易造成损伤。

在F14号探杆不能通过尿道狭窄时，可考虑行尿道镜检查或在内腔镜下直接处理。

手术前后均应给予防治感染药物。扩张后若有发热、出血反应者，应立即给予消炎药物，最好在 2-4 周内暂停扩张。再次扩张前须无炎症。

已行尿道扩张后，切勿因疼痛再次向尿道内灌入麻醉剂，以免麻醉剂迅速吸收进入血循环，导致不良后果。

前列腺按摩术

[适应证]

采取前列腺液做检查或治疗慢性前列腺炎。

[方法]

先排尿，取膝肘卧位或前俯立位。术者戴指套，涂以滑润剂，将手指插入肛门。先按序检查前列腺，再由上外向下内，由两侧向中间进行按摩。接取流出的前列腺液，作细菌培养及常规镜检。有时须从后向前轻挤尿道方能得到前列腺液。

[注意点]

用示指腹面按摩，操作需轻柔，时间不宜长。不可强求成功。遇有疼痛不能忍受者应停止按摩。肛门周围及前列腺有急性炎症时忌行按摩

三、尿动力学检查

[适应证]

1．检查下尿路梗阻性疾病的病变部位。

检查膀胱功能及尿道的压力改变。

区分肌源性和神经源性膀胱的各种类型。

检查治疗措施的效果，判定病情恢复程度或发展情况。

[方法]

1．使患者膀胱充盈，嘱患者排尿入尿流计的集尿器内，排尿量应大于 100ml。尿流计即记录出：最大尿流率、平均尿流率、最大尿流率时间、排尿时间和排尿量。

2．在无菌操作下放入 F12-14 号导尿管，测定并记录残余尿量。并插入带囊的肛管与测测腹压的仪器相连接，囊内注入适量的气体。

3．将导尿管与尿动力仪的注水管相连接，然后以 80-120ml/min 的速度将生理盐水或 1：6000 呋喃西林液注入膀胱。

4．尿动力仪可记录初尿感的容量，急需排尿时的最大容量，嘱患者尽力排尿测定其最大排尿压，减去腹压即为膀胱逼尿肌压力。

5. 排空膀胱内液体，再以 9-12ml/min 速注入生理盐水，并以 2.5cm/s 的速度匀速将导尿管经膀胱内口牵出。

6. 测定并记录尿道压力的分布图。女性记录：膀胱颈压，最大尿道压，最大尿道闭合压，控制带长度，功能性尿道长度。男性记录：前列腺压，前列腺长度，最大尿道压，最大尿道闭合压

四、膀胱镜检查术

[适应证]

需窥查膀胱内部病变，采取活体组织者。

需行分肾功能测定、肾盂尿检查及逆行肾盂造影者。

3．需经膀胱镜进行某种治疗措施者，如向盂内注入药剂，套取输尿管结石，膀胱小肿瘤的切除、电灼，膀胱异物取除，碎石取石术等。

[禁忌证]

1．泌尿生殖系感染的急性期。

2．尿道过于狭窄或结石嵌顿等膀胱镜无法插入者。

3．因骨关节畸形、体位异常不能进行检查者。

4，相对禁忌证包括妊娠、全身情况垂危、恶高血压、严重心脏疾病、膀胱容量小于 50ml 者。

[术前准备]

1．患者的准备　①盆腔肿瘤患者，检查前作妇科检查或直肠检查，判定尿道及膀胱的剖变化，以便掌握插入膀胱镜的方向及观察膀胱时参考；②检查前排尿，用肥皂水及清水洗净外生殖器及会阴部；③拟作逆行肾盂造影者于检查当日灌肠 1 次并禁食；④如需麻醉，按麻醉要求予麻醉前用药。

2．检查室准备　①根据检查目的和要求备器械，器械需品种齐全，性能良好、光源可靠。术前先检查器械，确保无故障；②取膀胱截位。以聚维酮碘或其他皮肤消毒剂行皮肤消毒铺无菌巾；③术者穿手术衣、戴手套，以表面麻醉剂行尿道内灌注麻醉。必要时采用其他麻醉。

[术中注意点]1．膀胱镜插入后，测残余尿量，按需要留膀胱尿作细菌培养。检查时操作应轻巧，特别是对列腺肥大及结核性膀胱炎患者，时间不宜过长。

2．灌入冲洗液后，先作膀胱内普遍检查，后重点检查病变部位，再行输尿管

插管，及逆行肾盂造影或其他处理

3．左、右输尿管导管应有明确标志，导出左、右肾盂尿也应标明，并立即送检。

4．经输尿管导管注药或造影时，须注意无菌操作。

5．膀胱内如混浊不清应反复冲洗.

6．测定分肾功能试验时输尿管导管插入深度要适当，注射的试验剂量要准确，收集尿标本的时间须严格按规定执行。

7，做逆行造影时，注药压力不可过大，造剂量不宜超过 10ml，以免引起返流及术后反应，对肾积水者可酌情增加药量。

[术后处理]

1．多饮水，给予必要的解痉镇痛剂及抗感染药物。

2．观察血尿情况，注意尿闭的发生。呕吐步繁不能进水者，可静脉输液。

五、前列腺穿刺活体组织检查术

[适应证]

前列腺肿物性馈不能确定者，或为明确前列腺肿瘤组织学分型，用以决定治疗方案。

[方法]

经直肠穿刺活检　①术前用稀碘伏作低位清洁灌肠。②患者取膝肘卧位或侧卧位。③消毒肛周皮肤。左手戴双层手套，穿刺针介于左手示指双层手套之间进入直肠，选定穿刺部位。④以右手将穿刺针破外层手套刺入活检部，进行穿刺取材。活检后，穿刺部位应压迫止血。

经会阴部穿刺活检术　①取截石位，消毒后沿会阴正中部行浸润麻醉。②左手示指插入直肠，摸准所欲活检的前列腺部位或在B超引导下进行。③右手持穿刺针直接穿刺至前轲列腺，用经直肠穿刺活检术相同的操作步骤，采取前列腺组织。穿刺取材不仅限于一处，也可选几处采取组织。

六、肾积水穿刺引流术

[适应证]

静脉尿路造影无法确诊且不能施行逆行性造影、而又需造影显示某侧肾盂肾盏及输尿管情况者，可行尿路顺行造影者。

上尿路梗阻发生尿毒症或急症危重患者，穿刺后可经套管针套管插入引流管进行肾盂造口引流者。

需行肾盂内压测定者。

[方法]

1. 参照肾区超声检查或在 X 线透视下，确定穿刺部位，作好标记。

2. 俯卧位，腹部垫枕，消毒皮肤，穿刺部位行局麻。

3. 一般穿刺点应选在第 12 肋缘下肋脊角处，用较长的腰穿针直接穿刺。

抽取足够尿液并留送检验，然后注入适量造影剂进行肾盂、输尿管造影，或注入靛胭脂或美蓝，观察由尿道排出的情况。，如需测定肾盂内压者，接以无菌测压设备。

套管针穿刺造口引流：局麻后在预定穿刺部位作一皮肤小切口，将套管刺入，采用经皮肾穿刺扩张技术，然后留置引流导管，并妥善固定。

七、耻骨上膀胱穿刺术

[适应证]

急性尿潴留导尿未成功者。

需膀胱造口引流者。

经穿刺采取膀胱尿液作检验及细菌培养。

小儿、年老体弱不宜导尿者。

[方法]

穿刺前，膀胱内必须有一定量的尿液。

下腹部皮肤消毒，在耻骨联合上缘一横指正中部行局麻.。

选好穿刺点，以穿刺针向后下方倾斜刺入膀胱腔内。拔出针芯，即有尿液溢出，将尿液抽尽并送检。

过分膨胀的膀胱，抽吸尿液宜缓慢，以免膀胱内压减低过速而出血，或诱发休克。

如用套管针穿刺做耻骨上膀胱造口者，在上述穿刺点行局麻后先做一皮肤小切口，将套管针刺入膀胱，拔出针芯，再将导管经套管送入膀胱，观察引流通畅后，拔出套管，妥善固定引流导管。

对曾经作过膀胱手术的患者需特别慎重，以防穿入腹腔伤及肠管。

八、体外冲击波碎石术

[适应证]

1. 经特殊选定的肾结石患者，最好具有腔内取石条件（见本篇第二章）。

2. 输尿管结石，结石远端输尿管无梗阻。

3. 膀胱结石及尿道结石。

[禁忌证]

1. 出血性疾患。

2. 严重高血压、心力衰竭、心律不齐患者。

3. 严重尿路感染及肾功能严重受损患者。

4. 肥胖和脊柱病变患者。

[方法]

治疗前1d进半流食，番泻叶9克开水浸泡后饮用，高龄及体弱者可于治疗当日行肥皂水灌肠。

一般不需麻醉。对疼痛敏感者术前30min肌注度冷丁50-75mg。

体位选择，肾及输尿管上段结石采用仰卧位向患侧倾斜，输尿管中下段及膀胱结石采用俯卧位。

工作电压及冲击次数或再次冲击间隔时间随病情而定。

碎石后应嘱患者多饮水，并适当给予补液及利尿药物以增加尿量，促进结石排出，并辅以适当活动，观察尿中碎石排出情况。

有"石街"形成者应行膀胱镜逆行插管，或再次冲击"石街"，或用其他方式处理。

第三节 泌尿外科护理常规

同普通外科一般护理常规外，应特别注意下列各项：

1. 新入院患者，应常规留尿做常规检查。疑为结核患者者，应迹连续留夜尿或24h尿液3d，查耐酸杆菌，怀疑肿瘤者留晨间第1次全尿作脱落细胞检查，连续3d。尿容器须清洁消毒，作好标志，送交检验科或病理科。

2. 除非另有医嘱，一般应鼓励患者多饮水。

3. 作各种特殊检查、治疗或在手术前，须耐心向患者作详细的解释，解除其思想顾虑，并提出对患者的要求，以取得充分合作。暴露外生殖器的各种操作，应在治疗室进行或用屏风遮蔽。

4. 凡泌尿系器械检查或治疗后应注意可能发生的反应，如无尿、尿痛、血尿、呕吐、寒战、发热等，根据病情给予热饮料、冷敷或热敷，必要时给予针灸治疗等，并通知经治医师，按医嘱进行处理。

5. 阴囊疾病手术后，应卧床休息，托起阴囊。

6. 密切观察病情，特别对肾切开术、前列腺切除术、膀胱切除术、外伤等患者，随时均有发生出血的可能，应密切注意病情变化，观察脉搏、血压、体温、尿液及引流液体的量及性质，一旦发生出血、休克，应予紧急处理，并立即通知经治医师。对肾外伤患者应遵医嘱定时分别收集尿液送检。

7. 尿瘘患者，应用凡士林纱布保护周围皮肤，防止发生湿疹或糜烂，设法保持被褥、裤、尿布等清洁干燥或定期更换一次性干燥尿布，防止尿液长期刺激外阴及腿部皮肤而引起湿疹或糜烂。

8. 尿路引流管的护理

细心观察及检查尿管引流情况，特别注意防止扭结、受压或脱出。如尿流不畅，应及时调整、冲洗或通知医师。引流袋应密闭。体外引流管及引流袋应严格消毒，每日更换1次。尿袋位置应放在低位。

按医嘱不作冲洗或用密闭式冲洗引流。对严重血尿及一些膀胱手术后的患者，可作密闭式膀胱持续冲洗。

肾盂造口及输尿管造口患者，原则上不冲洗造口引流管，如有梗阻或血块阻塞需冲洗时，则由医师在严格无菌条件下进行处理。

各种造口引流管或留置导尿管的固定须牢靠，一旦发现导管脱落，即嘱患者卧床，并立即通知经治医师。

9. 按医嘱准确记录尿量，测尿比重。

10. 高血压患者如为肾血管性高血压、嗜铬细胞瘤及肾上腺皮质疾病等，应加强精神护理，避免激动和烦躁，注意观察血压及肢体活动情况，有无高血压危象出现。

11.肾动脉造影术后,应严密观察穿刺部位加压敷料,有无血肿发生以及足背动脉搏动、肢体皮肤色泽、温度、感觉、肢体活动等,以便及早发现血栓形成或脊髓受损(下肢截瘫)等并发症。记录第 1 次排尿的时间、尿量及性质,如发现异常应及时通知有关医师。

第十一章 主要外伤性疾病诊疗技术及护理常规

第一节 肾损伤

[诊断]

详细询问损伤的部位、暴力的性质及方向、损伤的时间、伤后排尿情况，有无休克症状。

根据暴力的性质及大小、血尿程度、全身症状及局部检查有无尿外渗及大出血等现象，判定肾损伤类型。

详细检查胸部、腹部和脊柱，有无合并伤。特别是腹内脏器损伤。

密切观察患者病情，定时测血压、脉搏，检查血红蛋白、红细胞，肾区有无包块，并画出界线，注意其增大情况。如有休克，观察抗休克治疗的效果。

按时分瓶收集每次尿液，对比血尿色泽的变化。

休克纠正后，宜行静脉尿路造影，有条件者可行 CT 及 MRI 检查，酌情作 DSA（数字减影肾动脉造影）确切查清伤情，同时了解对侧肾脏情况以决定处理方案。

[治疗]

抗休克，防治感染。

2. 对出血不多、外渗较少的单纯性肾挫伤及范围较小的肾挫裂伤，可采取非手术治疗。

3. 暂时性肾动脉栓塞用于中等程度肾损伤的治疗，也可作为严重肾损伤手术前的应急措施。

4．手术适应证：①开放性肾损伤；②严重出血，经抢救后出血仍无停止趋势、休克未能纠正者；③血尿在 48h 内未见减轻，或停止后又复出血者；④腰部包块逐渐增大，血红蛋白、红细胞迅速下降；⑤合并腹腔内脏损伤；⑥经上述各项检查确诊为肾动脉主干或较大分支断裂、有血栓形成或肾全层断离者；⑦有严重局部感染者。对上述情况应进行综合分析，切忌仅依其中某一项即作出手术治疗的决定。

5．手术原则

(1)采用经腹腔切口时须细致探查腹腔脏器及对侧肾脏情况。

(2)对严重的腹内脏器损伤应首先对症处理，在处理肾脏完毕后再妥善处理腹内脏器伤。

(3)尽量保留肾组织，能缝合修补者不应切除，能部分切除者不应行全肾切除。

(4)肾动脉主干断离或挫伤后有血栓形成者判断肾功能尚有恢复可能时，应考虑重建肾循环的原位血管成形术或将离体肾修复后再行自体移植。

(5)彻底引流肾周围组织，保持输尿管通畅。

(6)在确实证明对侧肾功能完好的前提下，如伤肾出血不能制止、损伤确实无法修补、肾蒂断离后肾缺血时间较久者，始可考虑肾切除术

(7)孤立肾损伤应想尽一切办法保留肾组织。危及生命的出血，可先将肾切下，经低温灌注修补，行自体肾移植。无法修补者，切除后行血液透析疗法，等待异体肾移植。

【护理】

1．入院后立即作好输液、输血、导尿等准备工作。

2．严格卧床，密切观察血压、脉搏、体温及其他病情变化，准确记录液体出入量。

3．严重血尿患者应安放留置导尿管，尿液收集于试管内，按次序排列，并注明时间，作对比观察。

4．非手术治疗患者及肾修补术后患者均应严格卧床 2 周，如发现仍有血尿，应延长卧床时间。

5．手术后护理同腹部手术。

[随访]

注意肾功能恢复情况，有无高血压等并发症发生。

第二节 输尿管损伤

[诊断]

1．详询病史，确定输尿管损伤的原因，，并了解以往排尿情况。

2，根据外伤的种类、伤情、局部检查发现，判定输尿管损伤的部位与性质，如系手术损伤尚应考虑手术部位的病理变化、手术方法等。

3．外科手术后无尿的患者应考虑输尿管被结扎或尿液流入腹腔的可能，立即行膀胱镜查及输尿管插管。术后一侧腰部胀痛者，应立即行B超、CT、肾图或大剂量静脉尿路造影检查。手术后短期内或约1周以后原手术伤口有大量液体渗出时应判定液体是否为尿液，如证实为尿瘘，应进一步检查损伤部位。

4，详查腹部有无腹膜炎或其他内脏损伤。

[治疗]

1．外伤性输尿管损伤应及时手术探查处理。

2．术中发现损伤者应立即处理，包括缝线去除、切断再吻合，或切断后近心端再植入膀胱。如伤后48h内发现损伤，力争早期手术，所采用的方法，根据伤情而定。

3，48～72h以后确诊的原手术伤和外伤，可先行肾造口术治疗并发症，再择期手术，已经形成输尿管瘘且排尿通畅、肾功能较好者也可；以后采用一期重建肾与膀胱通道的手术。

4，手术方法以重建肾与膀胱的通路为原则，尽量避免行肾切除：①缝线去除及输尿管支架管引流，用于部分性损伤、新鲜的钳夹伤及缝扎伤；②输尿管端端吻合术，用于缺损较小的断裂伤及损伤后范围较短的瘢痕性狭窄；③输尿重植于肾盂或膀胱手术，用于上、下端损伤；④膀胱肌瓣输尿管成形术，用于下端缺损在5-10cm之间者；⑤肠袢代输尿管术，用于缺损在10cm以上者；⑥肾切除术仅用于完全结扎后肾功能丧失不能恢复者，或晚期出现并发症（如肾性高血压、感染等），但对侧肾功能必须良好者。

5．输尿管吻合术、输尿管膀胱成形术及压裨，输尿管术术后皆应置输尿管支架（双J管，DJ管），留置1月以上拔除，尿外渗区及输尿管吻合口区放置引流。

【随访】

每3-6个月随访一次，观察有无输尿宅窄及其以上积水，并了解肾功能恢复情况。

第三节 膀胱损伤

[诊断]

1．详询膀胱损伤的原因，外力的大小、方向，伤后排尿情况，判定损伤的部位及类型。

2．注意有无内脏损伤、大出血、腹膜炎、休克等。

3．如疑有骨盆骨折，应摄X线片确定骨折及其移位情况。

4．导尿并行膀胱造影确定损伤部位及尿外渗范围。如无条件造影。可行导尿检查，如导尿管故入顺利。可向膀胱内注入一定量无菌生理盐水，观察能否如数抽出。如注入液不能抽出，或抽出量远少于注入量，或抽出血性液体时，均可拟诊为膀胱损伤。

[治疗]

抗休克、抗感染治疗。

2，立即手术修补膀胱，同时探查其它脏器有无合并伤，清除外渗尿液，耻骨上膀胱造口或留置导尿管引流膀胱，手术区置烟卷引流。

3，同时并发严重骨折及盆腔内脏损伤而发生大出血者可先结扎双侧髂内动脉再修补膀胱，后壁损伤找不到裂口时可仅作膀胱造口。

4，如有骨盆骨折，应严格执行骨盆骨折的治疗护理常规。

第四节 尿道损伤

[诊断]

1. 询问损伤方式。火器伤时多为合并伤，骑跨伤多损伤球部尿道，骨盆骨折多合并后尿道损伤。询问伤后排尿及尿道出血情况，有无休克表现。

检查血尿外渗范围，观察尿道、外生殖器、会阴部及腹壁出血及淤血情况。有无合并感染，直肠指诊检查有无血肿、压痛，前列腺是否上移。

检查有无骨盆骨折及盆腔脏器损伤。可否触及骨折断端。

导尿时应注意导尿管受阻部位，如能插入膀胱即应留置，并妥善固定。如导尿失败，应考虑进一步处理。

对陈旧性损伤应详询过去治疗方法、经过及结果，观察患者排尿情况，检查有无上尿路梗阻及感染。有尿道狭窄者应测定肾功能，酌情作静脉尿路造影。可分别自尿道内口及外口插入探条，再辅以 X 线检查，以确定狭窄部位、程度及长度。

陈旧性尿道损伤形成尿道狭窄者，除需作下尿路动力学检查外，尚应了解上尿路受累情况。

[治疗原则]

1. 及早防治休克与感染。

2. 轻度损伤（挫伤或部分断裂）无尿外渗、导尿管能插入膀胱者，即应留置导尿，留置期为 1-2 周。损伤较重，不能放入导尿管或伴有尿外渗，伤后未超过 48h 者，争取作尿道成形术（修补或吻合）。严重的后尿道损伤如全身情况良好可作尿道会师处理（即气囊导尿管牵引术）或开放性断端吻合术，或仅作耻骨上膀胱造口。3 个月后再行尿道成形术。无论何种处理，在拔除尿道导尿管后皆应定期作尿道扩张术，间隔期则可酌情安排。

3. 合并其他脏器损伤或严重骨盆骨折时应首先给予相应的处理，并同时作耻骨上膀胱造口。尿道损伤不作处理，3 个月后择期行尿道成形术。

4. 对陈旧性尿道狭窄可先试行尿道扩张，如尿道口径在 F16 号以上，可定期作尿道扩张术。F16 以下，如狭窄段短小，可行尿道镜下切开术。长段狭窄应考虑再作成形术。

5. 有尿道瘘者应作耻骨上膀胱造口，待瘘管愈合 3 个月再按上述原则处理。

6. 新鲜尿道损伤皮下有广泛尿外渗者应作多个小切口，充分引流尿液。

7. 尿道损伤经上述处理愈合后应作尿道扩张术了解治疗结果。间隔期酌情安排，或不再扩张。

[尿道修补的主要方法]

1. 前尿道损伤以适当的切口，充分：伤处，寻找及游离出尿道远、近侧断端，切除一段损伤的尿道，用外翻褥式缝合法吻合。尿道内放留置导尿管，如吻合满意，可不放或仅放 1 周左右。为便于寻找近侧尿道，可行耻骨上膀胱切开，手术结束时作膀胱造口。

2. 后尿道断裂如患者情况较差或设备技术条件不足，可行耻骨上膀胱造口术或尿道会师术，引入气囊导管进行牵引，如效果不理想可留待以后重新处理。新鲜损伤如条件允许亦可行尿道端端吻合术。陈旧性后尿道损伤可行尿道套入法成形术，对后尿道狭窄段较短者，亦可行经尿道电切治疗，必要时重复电切或作冷刀切开。

[术中注意要点]

1. 手术成功的要点①彻底清除血肿，切除坏死组织及瘢痕，止血完善；②尿道端端吻合，尽可能做到外翻式粘膜对粘膜，③吻合口须无张力。

2. 留置导尿管，最好用硅胶制品，以 F16—18 号为宜。有膀胱造口且吻合良好者，可不放留置导尿管。如必须留置，导尿管应妥为固定，特别是当尿道吻合不够满意或不能吻合时，此点尤为重要。

[术后处理]

1. 术后 48h 取出切口引流条。用广谱抗生素预防感染。

2. 留置导尿管，一般 10d 左右拔除，如吻合欠满意或未吻合者，可延至 2-4 周。膀胱造口引流管待排尿通畅、尿道扩张顺利时再拔除。

3. 留置导尿管拔除后 1 周内，即可开始尿道扩张。注意预防尿道热的发生（见本篇第一章尿道探杆试探及扩张术）。

[护理]

1. 患者入院后作好输液、输血、导尿和尿液引流用的成套装置，包括一次性尿袋等。严密观察血压、脉搏，及早发现休克。嘱患者勿自行排尿。

2. 定时检查导尿管及造口引流管是否通畅，有无漏尿或出血，妥善固定导尿管，严防脱落。如冲洗导尿管，要注意无菌技术。尿道外日用聚维酮碘擦拭，2次/日。

3．骨盆骨折护理见骨科常规。

4．保持大便通畅，预防便秘。

第五节 肾结核

[诊断]

1．病史 注意有无膀胱刺激症状，其发展经过如何，身体其他器官有无结核，经过何种检查及治疗，效果如何，家属有无结核病史。注意与间歇发作性膀胱炎相鉴别。

2．体检 ①全身检查注意其他器官，了解有无活动性结核病灶；②双肾检查注意何侧有阳性体征，男性生殖系或女性盆腔器官是否受累。

3．检验 ①血常规及血沉；②尿常规检查及普通细菌培养；③夜间尿或24h尿浓缩法找抗酸杆菌或以PCR（聚合酶链反应）方法查结核菌；④有肺结核者检查痰液结核菌；⑤肾功能检查：测定血清肌酐、尿素氮、二氧化碳结合力，必要时查内生肌酐清除率。

4．肾，图、超声检查 判定双侧肾功能及有无肾积水。

5．尿路造影检查及膀胱镜检查静脉尿路造影，先了解泌尿系统全貌。膀胱镜检查可直接观察膀胱粘膜及输尿管口的变化，考虑有无结核病变的可能，然后行双侧输尿管插管，分别收集左右一肾盂尿作尿常规检查及普通细菌培养或结核菌检查。必要时再作逆行性肾盂、输尿管造影。膀胱挛缩者可行膀胱造影，观察输尿管有无反流。综合上述检查，作出判断或明确诊断。对某侧积水但性质不明确者，必要时可行肾盂穿刺，抽吸肾盂尿作常规检查及顺行性肾盂造影。对有占位性病变可疑者，也可作CT检查加以鉴别。

[治疗原则]

1．非手术疗法

(1)适应证：①临床前期肾结核（结核杆菌尿）；②部分肾盏显示破坏较小的肾

结核；③双侧肾结核，两侧破坏相等的肾结核，且无输尿管梗阻者；④年老、全身情况不良或其他不适宜手术者。

(2)给药方法：异烟肼300mg及利福平450mg，每晨空腹顿服，半小时后再进早餐，乙胺丁醇0.75-1g/d分次服用，维生素B610mg，bid，一般疗程9个月—1年之间。在治疗过程中定期尿常规与细菌检查及造影检查，判断治疗效果。定期检查肝功能，如转氨酶增高，暂停利福平。对治疗效果不理想者，改用其他二线抗结核药物，如吡嗪酰胺或链霉素等。早期确诊的肾结核，至，多可用上述方法治愈。

2．手术适应证及方法

(1)决定手术治疗患者应进行抗结核治疗1—2周。

(2)单侧肾结核破坏严重的应行肾切除；局限性病变经正规抗结核治疗无效时亦应行肾切除。

(3)双侧肾结核一侧破坏严重功能丧失而对侧较轻，在有效的抗结核治疗下可将重病侧肾切除。

(4)自截肾应予切除。

(5)较大孤立性结核脓肿与肾盏不相通者，可行病灶清除术。

(6)手术后仍应给予抗结核治疗3-6个月。

[并发症及后遗症治疗]

1．对侧肾积水的处理

(1)严重尿毒症患者先行肾造口，待肾功能好转后，再行结核肾切除。最后处理肾积水的原因。

(2)肾功能损害不重者先行病肾切除，观察积水发展情况，再行相应处理。

(3)肾积水由输尿管口狭窄或下端梗阻所引起者，若膀胱正常，可施行输尿管下端切除后再植入膀胱。

2．挛缩膀胱的治疗①肠袢扩大膀胱或代膀术；②全身情况较差，膀胱尿道破坏严重，或肠道因病变不适宜行扩大膀胱者，可做皮管成形输尿管皮肤造口术。

第六节 附睾结核

[诊断]

1. 详询有无泌尿生殖系统结核感染的症状及病史，了解结核感染的扩散范围。

2. 尿常规检查及尿内耐酸杆菌检查如为阳性，应进行泌尿系系统检查。

[治疗原则]

1. 急性期或早期以抗结核药物治疗为主，不应手术。

2. 慢性期症状与体征较轻者仍以抗结核药物治疗为主，如无效或病变继续发展扩散者应行手术切除附睾。

3. 切除病侧附睾后，继续抗结核药物治疗。

4. 输精管受累严重、管腔积脓者，应作输精管外置术，并继续抗结核药物治疗。

第七节 膀胱炎

[诊断]

1. 了解发病原因和症状，有无反复发作史，注意与结核性膀胱炎相鉴别。

2. 检查下尿路有无梗阻，如膀胱结石、尿道狭窄及神经障碍等。检查邻近器官（子宫、卵巢、输卵管及宫颈、前列腺、直肠等）有无感染灶。

3. 作尿细菌培养及药物敏感度测定。

4. 反复发作者，待急性炎症控制后行静脉尿路造影或膀胱镜检查，寻找原发病变及感染源。

5. 对反复感染患者应检查致病因素，如妇科疾病、下消化道病变、上尿路发育畸形、尿路梗阻、结石，异物等。

6. 特异性膀胱炎系统检查无特殊发现但膀胱粘膜异常，应仔细检查膀胱，必要时作活组织病理检查观察有否腺性膀胱炎或其他特异性病变。

[治疗]

1. 根据临床症状及致病菌种类，选用有效抗菌药物。

2. 急性期应卧床休息，入水量>3000ml/d，保持尿量>1500ml/d。

3. 膀胱刺激症状较重时可给予黄酮哌酯类或奥希布丁类药物或颠茄类药物，热水坐浴，针刺中极、关元、曲骨等穴位。

4. 治疗原发感染病灶及梗阻等病变。

5. 女性膀胱三角炎反复发作者，除上述治疗外，对反复发作的患者，可于急性症状消失后多次行尿道扩张及膀胱内注入弱蛋白银类药物。注意预防复发。

6. 特异性膀胱炎宜据情对症处理，长期治疗无效时，在有一定适应证情况下，可行尿流改道手术。

第八节 非特异性附睾炎

[诊断]

1. 详询发病过程及症状有否急性发作史，有无泌尿系统病史、结核史及丝虫病流行区居住史。

2. 检查阴囊内容组织，注意附睾压痛及肿大部位及范围，输精管与前列腺有无病变。注意与附睾结核，丝虫感染等鉴别。

3. 尿常规检查及两肾区B超，如有阳性发现，应进一步检查上尿路情况。

[治疗]

1. 卧床休息、多饮水。

2. 托起阴囊，热敷或加用理疗。

3. 选用有效的抗生素或化学药物。

4. 有脓肿形成时应切开引流。

5. 长期治疗无效或仍反复发作，在已婚中年以上患者可考虑手术切除附睾。

第九节 前列腺炎

[诊断]

1．详询有无性病史及下列症状，如急性期出现寒战、发热、会阴及下背部酸痛、尿频、尿痛及终末血尿等。慢性期出现腰背及会阴部酸胀疼痛及性交时早泄、性欲减退、慢性泌尿系感染症状等。

2．直肠指诊注意前列腺有无肿大，有无局限性硬结，压痛是否明显，有无波动感。前列腺按摩液作显微镜检查（每高倍镜视野白细胞>10个、卵磷脂小体减少或消失者有助于诊断）及细菌培养。作衣原体、支原体以及滴虫的检查。

3．检查泌尿系统有无慢性炎症及梗阻。

4．注意精神症状，有无神经衰弱。

[治疗原则]

1．急性期以抗感染治疗为主，包括广谱抗生素及化学药物的应用；多饮水；禁饮酒及辛辣食品，会阴部热敷或坐浴，温盐水保留灌肠。中草药选用黄连、黄柏、黄芩各10g煎服。酌情使用雌激素。有脓肿形成者可经会阴切开引流。

2．慢性期除施行局部物理治疗外，每周按摩前列腺1次以利引流。根据药物敏感度选用有效抗生素，口服或向两侧局部注射。或行抗生素离子透入治疗。中医中药辨证论治以活血化瘀为主。如桃红、红花、山甲片、王不留行子、木通、当归等。

3．经肛门或尿道热疗（如微波或射频）。

[注意点]

1．青壮年，如尿初、尿末或大便后有白色尿道分泌物溢出（以晨间第1次排尿时为最多见），细菌培养阴性，系前列腺溢液，切勿误诊为前列腺炎。

2．本症除有高热、肉眼血尿等急性期表现应住院治疗外，一般均在门诊进行诊治。但宜进行较长时间综合性治疗。前列腺液检查转为正常、细菌培养阴性者，即可判定为临床治愈。

第十节 肾结石

[诊断]

1. 病史 注意肾区疼痛、血尿与运动的关系，了解疼痛性质、部位及牵涉区域，患者生活地区、饮食及生活习惯，有无外伤及长期卧床病史。

2. 体检 有无肾区（肋脊角）压痛、叩击痛、尿路感染和肾积水体征。

3. 检验 ①中有无晶体、红细胞及脓细胞；②测尿 pH 值；③肾功能检查；④有多发双肾结石者作甲状旁腺功能检查，如测血和尿中磷、钙含量等。

4，B 超检查 初步了解有否结石及大概部位。

5. 肾图检查了解患肾功能及梗阻程度。

6. 线检查 ①腹部平片：检查结石大小、数目及部位；②静脉尿路造影：了解结石部位、双肾功能及对肾盂、肾盏及输尿管的影响。必要时可作逆行尿路造影。一般通过上述检查可以作出诊断及决定处理方案。

7. 特殊检查 如以上检查仍不能明确诊断或决定治疗方案，可考虑作 CT 和 MRI 检查。

[治疗原则]

根据结石的大小、形状、部位、梗阻与肾积水程度，有无感染，对侧肾功能及患者全身健状况，综合分析后确定治疗方案。

1. 一般疗法适用于结石小、光滑、无梗阻或感染，患者能作跑跳运动者。

(1)鼓励多饮水：饮水 2000-3000ml/d。

(2)中医中药及方剂：在辨证施治的原则下应用。

(3)辅助运动：在镇痛、解痉和中药利尿的治疗过程中，令患者作适当运动，以利结石排出或体位排石。

2. 非手术疗法

体外冲击波碎石(ESWL)：若为铸形结石或估计碎裂结石不能通过下方的狭窄和肾功能甚差者应慎重考虑。有经皮肾镜取石条件者上述结石亦可作 ESWL.碎石。

3. 手术疗法

①肾盂或肾窦切开取取石；

②肾实质切开取石术：适合于鹿角状结石；

③肾部分切除术：适用于肾上、下两级多发结石及引流不畅的患者；

④离体肾剖开取石术：将结石完全取出缝合肾脏后，再行自体移植。适用于复杂鹿角状结石，慎用；

⑤肾切除术：一侧肾功能损害严重或伴有严重感染而对侧肾正常者，方可行肾切除。

⑥经皮肾镜碎石取石术：适用于肾积水不严重的绝大多数肾结石患者；

4．双侧肾结石处理原则　①病情危急，出现尿毒症者；，一般先选择肾功能较好的一侧进行引流手术，改善肾功能，以挽救患者生命；②合并严重感染时应先处理感染的一侧；③一般情况良好，总肾功能尚可，应先治疗肾功能好的一侧，但对侧手术不宜拖延过久。

第十一节 输尿管结石

[诊断]

1．病史注意疼痛性质，大多数患者有急性一侧性腹部及肾区至疼痛病史并向下放射至外阴部伴有恶心、呕吐等症状。亦可见轻度眼观血尿。

2．体检肾区（肋脊角）有无压痛或叩击痛，输尿管区有无压痛，直肠或阴道指诊检查有无异常发现。右侧结石应注意与阑尾炎相鉴别。

3．B超有时可见一侧肾积水或相当于输尿管走行区钙化点（结石）。

4．肾图了解梗阻程度及双侧肾功能。

5．腹部平片最好于服用缓泻剂排便后拍片，了解结石的部位及大小。

6．静脉尿路造影了解结石大小、形状、部位、梗阻程度及肾功能。以便决定处理原则，如情况仍不明确，必要时再作逆行尿路造影。

[治疗原则]

根据结石的大小、形状、部位、停留时间，梗阻轻重、肾积水程度，有无并发感染及患者全身情况，确定治疗方案。

1．肾绞痛的治疗针刺或穴位封闭疗法。应用解痉止痛药物如阿托品、哌替啶，吗啡亦可应。如再在静脉输液中加入镇静剂则效果更佳。

2．中医中药适用于早期、直径<0.8cm、表面滑的结石。可选用大叶金钱草、冬葵子、海金沙、鸡内金、木通、车前子等。

3．ESWL 可用于治疗肾、输尿管上段、输尿管下段和膀胱结石，结石远端无梗阻。

5．输尿管镜碎石术适用于中下段输尿管结石经以上处理无效者，亦可试用输尿管镜下取石术。

6．输尿管切开取石术适用于部位高、结石大或不规则、嵌顿时间较久、梗阻严重者，并发感染时应紧急手术取石，也可选用腹腔镜输尿管切开取石术。

7．双侧输尿管结石如患者健康情况较好应力争双侧一起手术取石，全身情况差者应先作感染侧，对侧亦应尽快处理。

8．肾切除术患侧肾功能完全丧失、生活完全靠对侧肾功能者，应行患肾切除术。

9．输尿管上段结石也可选用经皮肾镜碎石取石术。

第十二节 膀胱结石

[诊断]

1．病史注意有无排尿困难、尿流中断尿痛、脓血尿、排尿姿势异常等。

2．体检注意有无脱肛或疝，直肠或阴道指诊能否触及结石。

3．尿常规检查、细菌培养，肾功能测定。

4．金属尿道探杆检查能否触及结石，有无后尿道梗阻。

5．膀胱区 X 线平片有无结石影可见。注意与盆部钙化影相鉴别。

6．膀胱镜检查可见，注意其大小、形态及数目。有无合并憩室、肿瘤、异物等。

[治疗原则]

1．寻找引起结石的原因，如为继发则应治疗原发病。

2．结石直径<2cm 者可考虑用膀胱镜下机械挤压碎石后冲出，或用液电碎石器、激光、气压弹道动力等方法碎石。

3．无上述器械设备或结石较大时可行膀胱切开取石。

第十三节 尿道结石

[诊断]

1．病史询问有无尿痛、血尿、排尿困难及其他尿道狭窄症状，有无肾绞痛、脓尿、血尿等病史。

2．观察排尿情况，行尿道触诊以估计结石的大小、位置、梗阻及活动程度。

3．X 线平片检查，必要时行尿道造影、尿道探杆试探或尿道镜检查。

[治疗]

1．小结石距尿道外口近者，用手法将结石推出或用钳夹出。操作要轻柔以防损伤尿道。

2．后尿道结石，可先用探杆将结石推入膀胱再经膀胱镜碎石，或行膀胱切开取石术。

3．嵌顿于其他部位的结石，如不能用上述两法取出者，可行尿道外切开取石术。

4．结石取出后检查尿道有无狭窄及憩室，并采取相应措施。

第十四节 肾肿瘤

[诊断]

良性肿瘤注意有无血尿，并行 B 超或 CT 检查。

肾癌（又称肾细胞癌、肾透明细胞癌）注意发病年龄及有无下述表现：①间歇性无痛性血尿、肾区钝痛，并可出现全身症状，包括低热、贫血、红细胞增多、高血压、高钙血症等。②肾区叩击痛，肾肿大，症状性精索静脉曲张及腹部肿物。③泌尿系 X 线平片及尿路造影：患肾影增大，肾盂、肾盏受压变形。膀胱镜检查可见患侧输尿管开口喷血。④放射性核素肾扫描：癌肿>3cm 者出现放射性稀疏区。⑤肾动脉造影（对早期癌更具有诊断价值）：显示出癌瘤的病理血管像，如向肾动脉内注入肾上腺素后再作选择性肾动脉造影，则病理血管像显示更为清晰；⑥B 超和 CT 检查：对肾癌有较高的早期诊断价值。

肾盂癌　注意发病年龄及有无已下列临床表现：①早期即出现眼观血尿，肾绞痛及肾积水。②静脉尿路造影：显示肾盂不规则充盈缺损，肾盏、肾盂积水，输尿管种植癌，必要时行肾动脉造影以助诊断。③膀胱镜检查：输尿管口喷血，或见种植癌。④尿内可查到癌细胞；⑤B 超和 CT 检查。

肾母细胞瘤（胚胎瘤）　注意发病年龄（大多发生在幼儿，偶见于中青年）及有无下述表现：①以腹部肿物为第一症状，贫血、低热、高血压常见，但血尿少见。②尿路造影不显影或显肾盂、肾盏变形移位，肾影增大，肿瘤区可见钙化影，输尿管可被肿瘤推向中线。③放射性核素肾扫描，显示患肾放射性缺损及稀疏。④肺、骨骼可有早期转移。⑤B 超、CT 或 MRI 检查。

[治疗原则]

1．错构瘤小于 4cm 可不予处理。错构瘤较大者可行剜除术或部分肾切除术，瘤体较大、肾结构被破坏、功能丧失者，可以考虑行肾切除术。

2．各类肾恶性肿瘤于确诊后均应早期施行根治性肾切除术，包括肾周围脂肪组织、腹主动脉旁淋巴结、大部输尿管及周围组织、受累的肾上腺；如肾静脉内瘤栓已延及腔静脉则应将其一并摘除，然后再修复腔静脉。

3．肾盂癌除行根治性肾切除外，还应将全部输尿管及输尿管口周围的膀胱壁一并切除。

4．肾母细胞瘤的瘤体过大者可在术前先行放射治疗，待瘤体缩小后再行根治性肾切除术。放射治疗对肾盂癌及肾细胞癌的疗效较差。

5．化学药物治疗对肾母细胞瘤应常规应用，对肾盂癌及肾细胞癌可酌情应用，可选用丝裂霉素、氟尿嘧啶等。肾癌术后患者可酌情选用。生物治疗如干扰素、白细胞介素 2 等。

6．双侧肾癌或孤立肾肾癌的病变局限者可应用离体肾技术行肾部分切除术。

7．确诊肾肿瘤须行切除治疗时，可在选择择性肾动脉造影同时行患肾动脉栓塞术，以减少术中出血及瘤细胞转移。

8．肿瘤累及范围广、邻近器官已受累而不能切除时，可行姑息性肾动脉栓塞，辅以放疗和化疗。

9．肾肿瘤手术后需定期（3-6 个月）作胸部摄片、B 超和全身骨扫描(SPECT)随访检查，以发现肾蒂复发和转移。

[随访]

每 3-6 个月随访 1 次，特别注意腹部及肺转移。

第十五节 输尿管肿瘤

[诊断]

1．注意有无眼观血尿、尿中条索状血块及急性绞痛等症状。

2．确定诊断主要依靠 X 线造影（静脉或逆行）检查，注意有无占位性病变及其上方积水。

3．膀胱镜柱检查注意有无输尿管口喷血

4．B 超、CT 或 MRI 检查。

5．尿癌细胞检查。

[治疗]

如对侧肾脏良好应行根治性手术即切除患侧肾脏、全程输尿管及管口周围部分膀胱壁。对双侧肿瘤、全身情况较差者则考虑行姑息性切除手术。

第十六节 膀胱肿瘤

[诊断]

1．注意有无无痛性血尿、膀胱刺激症状或排尿障碍。有无长期接触苯胺类、橡胶等化工原料或膀胱结石病史。

2．体检注意有无恶病质、癌转移、贫血，膀胱能否触及，前列腺有无病变，双合诊能否扪及膀胱内肿物，与周围器官有无粘连，有无肾肿大。

3．连续留新鲜晨间尿 3 次作癌细胞检查。

4．膀胱镜检查应注意肿瘤位置、大小、数目、形态、瘤蒂长短、与输尿管口的关系，并作活检。

5．必要时可作 X 线造影。尿路造影可显示上尿路有无异常。膀胱造影可协助判断膀胱内占位情况。

6. CT 和 MRI 检查应注意肿瘤侵犯的范围及深度，膀胱周围淋巴结肿大情况。

[治疗原则]

1．手术治疗

(1)少数带蒂乳头状瘤或浸润浅的小乳头状瘤可经膀胱镜行电灼或电切除术，或将膀胱切开行电灼或电切除术。

(2)膀胱部分切除，适用于浸润较浅、并局限于膀胱顶部或侧壁的癌肿，切除范围应包括距离癌基底部 2cm 以上正常组织的全层膀胱壁。累及输尿管口者，切除后再将输尿管移植于膀胱。术后进行膀胱灌注化疗。

(3)全膀胱切除，适用于膀胱颈部及三角区附近癌，多发性癌，体积大、浸润深的癌，手术后复发癌。切除范围应包括前列腺、周围软组织及可疑淋巴结。膀胱全切后可施行肠管代膀胱术。

2．化学治疗 病变散在而体积较小的乳头状癌，在电灼或行膀胱部分切除术的患者，可用塞替派、喜树碱、丝裂霉素膀胱内灌注。全身治疗可用氟尿嘧啶或顺氯氨铂静注，或髂内动脉插管进行化疗，作为辅助治疗。

3．放射治疗 60Co 体外照射或直线加速器照射。

4．免疫疗法 卡介苗膀胱内灌注及皮内注射。

5．其他治疗

(1)激光治疗：适用于小和多发的表浅癌。

(2)光敏治疗：以血卟啉(HPD)按 5mg，/kg 计算静注，48—72h 后经膀胱用氩离子染料激光器照射治疗。HPD 注射后 1 月内须避光（第四篇第十七章）。

(3)肿瘤大出血时可采用膀胱内灌注 4%—10%福马林，或行双侧髂内动脉结扎术。也可经股动脉插管行栓塞止血。

[随访]

每3-6个月复查一次,注意癌肿复发及转移。

第十七节 前列腺癌

[诊断]

1. 注意有无尿流缓慢、尿急、尿流中断、排尿不尽、尿频、血尿及排尿困难等临床症状,并了解其发病经过及速度,有无局部疼痛。骨盆及脊柱等部位骨痛。

2. 直肠指诊注意前列腺的大小、形状、硬度、光滑度和有无硬结,肿瘤浸润范围。

3. 前列腺活检(见本篇第一章第一节),必要时进行,如病变范围不明确时可作多处穿刺。

4. 实验室检查可测定血清前列腺特异抗原(PSA)及血清前列腺酸性磷酸酶。

5. B超检查。

6. 核素全身骨扫描检查有无骨转移。

7. CT及磁共振检查观察前列腺的大小、形态,密度是否均匀,以及对周围组织有无侵犯。

[治疗]

手术治疗 ①根治性前列腺切除术:主要适用于A期及B期前列腺癌。②双侧睾丸切除:明确诊断后即可施行:

内分泌治疗 主要为抗雄激素治疗。如氟硝丁酰胺250mg,3/d。LHRH(促黄体激素释放激素)促效剂,如抑那通3.75mg,皮下注射,1/4周。

放射治疗 适用于前列腺癌局部不宜切除、而远处有骨转移的病例。可应用核素作内照射治疗,以减轻骨痛缓解病情。

化疗 磷酸雌二醇氮芥(estracyt)140mg,2-3/d。

第十八节 睾丸肿瘤

[诊断]

1. 注意有无隐睾症、外伤、腮腺炎、睾丸炎及睾丸萎缩等病史。注意发病时间、症状、过程及变化。

2. 体检注意睾丸大小、硬韧度、沉重感，有无鞘膜积液（手法须轻柔）。注意腹部有无肿物，有无淋巴结、肝、肺、骨转移的体征。但不可作睾丸穿刺活检。

3. 测血乳酸脱氧酶、酸性磷酸酶、碱性磷酸酶、绒毛膜促性腺激素、甲胎蛋白，增高者有助于本病的诊断。

4. CT检查或全身骨扫描(SPECT)可探索有否转移情况。

[治疗原则]

1. 精原细胞瘤　行睾丸切除术，术后腹膜后淋巴结区行放射治疗，化疗可选用顺铂、长春花碱、博来霉素（PVB方案）等。

2. 胚胎癌及畸胎瘤　行睾丸切除及腹股沟、盆腔、腹膜后、主动脉旁淋巴结清除术。有淋巴结转移者应辅以放射治疗，化疗可选用上述方案或选用更生霉素、环磷酰胺等。

3. 绒毛膜上皮癌行睾丸切除术，术后加用化疗，亦可用PVB方案或加用其他药物，如氟尿嘧啶、更生霉素等。

4. 术后随访定期胸部摄片，复查全身骨扫(SPECT)。如发现转移灶时应进一步制定治方案。

[随访]

治疗结束后每3-6个月随访复查1次。

第十九节 阴茎癌

[诊断]'

1. 注意有无包皮过长、包茎、包皮龟头炎、阴茎溃疡，并了解其治疗经过。

2．体检时注意肿瘤或溃疡的部位、形态，阴茎受侵犯的范围，有无恶臭味，必要时作活检。

3．已确诊为阴茎癌的患者，在切除阴茎之前宜先于卵圆窝处作淋巴结活检。

[治疗]

1．手术治疗 ①入院后先用高锰酸钾溶液浸浴肿瘤部，并全身应用抗生素以控制感染；②肿瘤范围<1-3cm 者，可作阴茎部分切除术，其切除范围应包括距离肿瘤 2cm 的正常组织；③如肿瘤浸润海绵体已达阴茎根部，则应做阴茎全切除术，将尿道移植于会阴部。如有腹股沟淋巴结转移，尚须做腹股沟部及髂血管旁淋巴结清除术。

2．化疗博来霉素、顺铂等有一定效果。

3．放射治疗仅适用于较小而较浅的早期病变。

[预防]

包茎应及早施行包皮环切术，龟头及冠沟部的可疑病变应严密观察，必冬要时作活检。

第二十节 鞘膜积液

[诊断]

1．注意发病缓急及发展过程，有无外伤、下腹部手术史、炎症、丝虫病流行区居住史。

2．触诊应注意有无液体波动感，并注意可否分辨睾丸及附睾界限，同时应除外疝的可能。

3．透光试验检查。

4．来自丝虫病流行区者应检查血内微丝蚴。

5．诊断不明确时可行 B 超或 CT 检查，以确定内容物是否为液体并判断睾丸结构是否正常。

[治疗]

1．婴儿鞘膜积液一般无需治疗。

2．成人鞘膜积液须行鞘膜部分切除或翻转缝合术。精索鞘膜积液，也可全部剥除。交通性鞘膜积液，须行鞘状突高位结扎及疝修补术。

第二十一节 精索静脉曲张

[诊断]

1．注意职业、发病经过、与体位关系，有无神经官能症及其与性生活和生育的关系。

体检时注意腹部有无肿物，腹股沟淋巴结

有无肿大，立位时阴囊内有无蚯蚓样索条，平卧时能否消失，阴囊内容物有无病变。对双侧或单独发生在左侧的精索静脉曲张，平卧后曲张静脉不消失者应检查肾脏及腹部有无其他病变。

[治疗]

1．轻度精索静脉曲张无须手术治疗，有坠胀不迫感时可用阴囊托托起，症状明显而表现并不严重的患者宜严格控制手术适应证。

2．症状明显或并发不育症者可行精索内静脉高位结扎术或另加精索内静脉与腹壁下静脉吻合术，同时切除部分曲张静脉，阴囊下垂严重者可行阴囊部分切除术。

第二十二节 包茎与包皮过长

[诊断]

1．询问有无排尿困难，是否发生过嵌顿或包皮龟头炎。

2．注意包皮能否翻起露出龟头，有无粘连、感染、尿道外口及包皮口有无狭窄，包茎内是否触及硬结。

[治疗]

1. 包茎、包皮过长者皆应行包皮环切术。

2. 并发急性炎症者局部用高锰酸钾液浸泡或药物治疗，待炎症消失后再行包皮环切术。

3. 包茎并发急性炎症者宜先行阴茎背侧切开，嵌顿性包茎应经手法复位或背侧切开后再择期施行包皮环切术。

4. 尿道外口狭窄时行尿道口切开分侧缝合术，术后行间断性扩张。

第二十三节 隐睾

[诊断]

1. 体检时注意睾丸位置，当阴囊内睾丸缺如时应检查腹股沟部有无包块。

2. B超检查探查睾丸部位及大小，有无异常。

[治疗原则]

1. 合并疝者均应行手术治疗。

2. 婴幼儿双侧隐睾患者，先试用绒毛膜促性腺激素治疗，药物治疗无效者考虑手术治疗。

3. 手术时机以1岁为宜。

4. 药物治疗可用绒毛膜促性腺激素肌注，500—1000U，1—2/周，总量5000—10000U，或绒毛膜促性腺激素肌注，1000U/d，共2周。

5. 手术要点为①采用腹股沟疝切口；②充分游离、延长精索。使睾丸复位于阴囊；③用手术缝合固定于阴囊肉膜（Torek睾丸固定术）；④成人隐睾或睾丸萎缩者行切除术；⑤精索过短者可行自体睾丸移植；⑥合并疝者应处理疝囊。

第二十四节 尿道下裂

[诊断]

检查尿道外口位置及阴茎弯曲程度，注意有无尿道口狭窄并与两性畸性相鉴别。

[治疗]

手术纠正阴茎弯曲畸形，重建尿道，恢复尿道口生理位置。可一期完成或分两期完成。

第二十五节 前列腺增生症

[诊断]

1．详询发生下尿路梗阻症状的时间、过程及变化，有无夜间显著的尿频、排尿开始等待时间较长、逐渐出现尿流变细、排尿无力、尿滴沥、排尿困难、泌尿系感染、血尿等症状。

2．直肠指诊应注意前列腺的大小、形状、硬度、光滑度和有无硬结，并与前列腺癌鉴别。仔细触诊腺体上缘能否触及，中间沟是否清楚或变浅。

3．详查心血管系统，并作心电图及胸部 X 线检查。

4．尿常规检查、肾功能检查及作肾图检查，必要时作尿细菌培养及静脉尿路造影检查。

5．超声探测前列腺大小、三叶分列位置，有钙化点或结石等，排尿后再测残余尿量。必要时作 CT 和 MRI 检查，作为对比。

6．尿流率或尿动力学检查，了解排尿受阻情况。

7．必要时作膀胱镜检查，测量残余尿，观察膀胱病理变化及前列腺中叶及侧叶增生情况，有无结石。腺癌者可测定血液前列腺特异抗原（注意采取血标本需在患者 1 周内无性生活、不作前列腺任何检查后进行）及酸性磷酸酶，必要时做前列腺穿刺活检。

[治疗原则]

1．排尿困难较轻、年老体衰或心血管系统有严重并发症者可仅用药物治疗如 a 受体阻滞剂及 5a 还原酶抑制剂等。

2．残余尿>50ml、排尿困难症状明显，药物治疗后症状无改善或一度减轻后又复发者，如全身情况能耐受手术者，行前列腺切除术（开放或 TURP）。其他非手术疗法，如热疗（射频、微波等）、经尿道电化学治疗，或置入支架等。

3．有尿潴留、肾功能不全、严重尿路感染或并发严重心血管疾病者可先行留置导尿，如估计短期不能恢复可行耻骨上膀胱造口。

4．非手术治疗的患者，注意预防感冒，减少房事，切忌饮酒，勤排尿，以防发生急性尿潴留。

第二十六节 乳糜尿

[诊断]

1．详询有无丝虫病流行区居住史、或肿瘤、结核、胸腹部外伤等病史，反复发作的乳白色尿、伴血尿，是否在高脂肪餐或劳累后诱发或加重，有无其它丝虫病症状，经过何种治疗，疗效如何。

2．尿常规检查及乳糜试验，以区别磷酸盐尿及脓尿，乳糜试验阴性者可服脂肪餐作诱发试验。

3．取血及尿检查微丝蚴。

4．膀胱镜检查，观察输尿管口是否喷出乳糜尿，注意乳糜尿来自何侧。

5．影观察淋巴管与尿路的通道。

[治疗]

1．若血液检查证明有丝虫病，应予药物治疗。

2．发作期间应取头低脚高位卧床休息，并给予低脂肪、高蛋白、高维生素饮食。

3．乳糜块引起尿道梗阻时，可经膀胱镜冲洗。

4．1%-2%硝酸银溶液，5ml 灌洗肾盂，保留 2—3min 后再以生理盐水冲洗，间隔 1-2 周施行 1 次。

5．中草药治疗确以荠菜为主，加用赤芍、萹蓄、黄精、草、凤尾草、碧玉散，可泡饮或煎服。

6．反复发作病情严重、且经上述治疗无效者，可施行手术治疗，包括肾蒂周围淋巴管剥脱结扎术、腰干淋巴管—精索内静脉（或卵巢静）吻合术。

第二十七节 肾积水

［诊断］

1．询问有无腰部胀痛或不适感，有无继发感染症状，如尿频、脓尿、血尿、发热，有无高血压疯史等。

2．体检时注意上腹部或腰部有无囊性肿物。

3．尿常规检查及肾功能检查。双侧肾积水或孤立肾积水，可出现肾功能衰竭，或氮质血症表现。

4．B超或CT检查，观察肾区有无液性占位区及肾实质厚度。

5．肾图检查，注意是否为援阻型曲线，严重积水呈低平线。

6．腹部X线平片检查，肾影是否增大，有无结石阴影。大剂量静脉尿路造影显示肾盂、肾盏扩张，或输尿管纡曲扩张。严重肾积水可不显影。如有条件，可作上尿路动力学检查。

7．膀胱镜检查及逆行插管X线造影有助于明确梗阻部位及病因。

8．经以上各种检查，仍未明确病因者，可作肾穿刺顺行尿路造影。

[治疗原则]

1．发生尿毒症或并发急性感染者应先行肾造口引流尿液控制感染。

2．择期对造成肾积水的病因及已形成的巨大积水，作相应的手术处理（本篇第三章）。

3．双侧肾积水，如无尿毒症且可保留两侧肾者，先施行肾功能较差一侧手术，后做肾功能较好一侧。如病情危重只能保留一侧肾者，先施行功能较好一侧手术，以挽救肾功能和生命，然切除无功能肾。

4．肾积水施行肾切除的适应证：①梗阻时间、实质破坏严重而菲薄者；②发生不能控制的重感染，而对侧肾功能正常者；③肾盂—输尿管成形术多次失败，无望再次手术，而对侧肾功能正常者；④原发性高位输尿管癌所致肾积水而对侧肾正常者。

[随访]

3-6个月随访观察1次，防止并发症。

第二十八节 肾血管性高血压

[诊断]

1．病史中注意有无下述特点：①年龄<30岁或>50岁，病程较原发性高血压短，突发恶性高压而无高血压家族史；②中年以上良性高血压，突变为恶性急进型高血压，且各种降压药物疗效不明显，眼底血管变化严重；③腰、腹部外伤后出现高血压症；④上腹部及肾区可闻及血管杂音；⑤有心血管疾病及手术史者，或有四肢供血不足症状者。

2．检查有：①分侧肾功能试验：收集两侧肾盂尿标本30—50ml作对比检查，如一侧尿量较对侧少于50%，尿钠少于15%，尿肌酐高于50%，可拟诊为肾动脉主干梗阻，对一侧肾血管病变诊断意义；②快速静脉尿路造影：在1—3min摄片上，见患肾显影迟而淡；后期摄片则较健为浓，但肾影体积缩小；③B超、CT或MRI检查：可测出双肾形态和大小及肾功能情况。

3．DSA（数字减影血管造影）可清晰显示肾动脉主干及其分支的狭窄部位及程度，作出决定性的诊断。

[治疗原则]

肾动脉血管成形或扩张术　各种方法及适应证见肾血管性高血压外科手术（本篇第三章）。

肾部分切除术　适用于无法施行成形术的肾动脉分支病变，该动脉供血区已发生萎缩或有血栓形成者。

自体肾移植　适应于：①腹主动脉中上段有病变，不能在原位施行血管成形术者；②肾动脉一、二级分支病变，须行离体肾血管成形术者；③小儿的肾动脉狭窄。

肾切除术　只适用于患肾严重萎缩或有广泛栓塞，或经肾动脉成形术失败而对侧肾正常者。

双侧肾手术　双侧肾动脉狭窄，如两侧病变程度相似，可同时手术；一侧重一侧轻者可先做重侧，根据血压下降情况再决定轻侧是否手术。

[注意惹事项]

全身性疾病及并发症应同时治疗。2

对健侧肾的功能和继发性病理改变，应慎重分析，必要时做肾穿刺活检及近球细胞计数。

手术治疗前后均需配合药物治疗。

病情危重或因严重并发症而不能施行手术治疗者，可长期用降压药和中西医结合治疗，包括用转换酶抑制剂及血管紧张素Ⅱ拮抗剂等药。

血压下降至 18.6/12.0kPa（140/90mmHg）为治愈，较原来下降 3.3/2.0kPa（25/15mmHg）为减轻。

[随访]

肾动脉成形术后或自体肾移植术后，每 3－6 个月随访 1 次，如发现并发症或后遗症，应及时处理。肾切除者应定期复查。

第二十九节　皮质醇增多症(CuShing 综合征)

[诊断]

详见内分泌科诊疗常规。

[治疗原则]

1．肾上腺腺瘤或癌应行肿瘤切除或（和）同侧肾上腺切除。

2．异位 ACTH 综合征应手术切除产生异位激素的原发癌肿。

3．皮质醇分泌抑制剂适用于晚期癌不能切除时，或切除后癌肿复发转移者：①双氯苯二氯乙烷（mitotane；O，P－DDD）3－6g/d，持续治疗 4～6 个月以上；②甲吡酮 250—500mg，1/6h；③氨基谷硫胺（aminog-lutethimide），1－1.5g/d。

4. 肾上腺增生的治疗，①垂体无病变者，行肾上腺次全切除或全切除术，再加垂体放射诉疗；②垂体瘤者行垂体瘤切除术或行颅外γ刀切除术。如无效，则行肾上腺次全切除术或全切除术，多能收到较满意的疗效；③疑为垂体癌肿者，应早期切除垂体。

5. 对肾上腺次全切除或全切除的患者，手术前后必须按预定计划补充肾上腺糖皮质激素，并防治感染，纠正高钠低钾血症及低钾性碱血症。

6. 对肾上腺全切除的患者可择期作异体肾上腺移植。

[护理]

悲观情绪较重者应做好细致的思想工作，对有明显精神症状者应采取必要的安全措施。加强生活护理，严防摔伤。

各种代谢紊乱较显著者应给予低钠、高钾、高蛋白、易消化食物。

加强心血管并发症（如高血压、心力衰竭、心律失常等）的护理，并及时通知经治医师。

进行各项试验检查时，必须做到药物剂量准、给药时间准、留取标本量及时间准。

鼓励患者咳嗽、咳痰，给予蒸气吸入，严格执行各种无菌技术操作，注意皮肤清洁护理，保持病室环境清洁卫生，防止感染。

术后应严密观察血压、脉搏，如出现皮质危象，应加速输血、输液量，并及时通知经治医师，以调整激素补充量。

[随访]

每3－6个月随访1次，观察垂体有无病变，肾上腺次全切除或肿瘤摘除者，注意患者病变有无复发，肾上腺全切除者注意调整激素的补充量。

第三十节 原发性醛固酮症

[诊断]

详见内分泌科诊疗常规。

[治疗原则]

1. 先用螺旋内酯（安替舒通）治疗。低钠、高钾饮食及口服氯化钾，作术前准备，使血钾升至正常水平，心电图恢复正常。

2. 手术切除腺瘤。

3. 非腺瘤型原发性醛固酮症，如伴发其他皮质激素代谢异常者，可先用皮质醇或螺旋内酯治疗，尤其是增生型患儿，不必急于手术切除；对青年或中年有双侧皮质弥漫性或结节状增生的患者，采用内科治疗。

第三十一节 嗜铬细胞瘤

[诊断]

详见内分泌科诊疗常规。

【治疗原则】

诊断一旦确立，应立即对高血压进行药物治疗（即术前准备），不必等待其他检查结果。

1. 术前准备

①纠正高血压及低血容量：多用α受体阻滞剂，如苯苄胺 10mg，1/8h，并可依血压变化及全身反应适当调整剂量，在此期间并用输血、补液。一般在 7－14d 完成，以达到血压稳定和维持生理血容量；

②患者如有焦虑，可给镇静剂。心律失常、心动过速者加用在β受体阻滞剂普萘洛尔（心得安）治疗。

手术治疗详见本篇第三章。

麻醉医师应进行术中监护；

嗜铬细胞瘤应予切除；髓质增生应行双侧肾上腺次全切除；

手术过程中应尽力避免挤压，先结扎肿瘤的周围静脉，以防发生危象，并随时酌情应用受体阻滞剂如酚妥拉明或升压药，控制血压突变。对单一肿瘤已经切除，但血压仍不下降者应考虑有多发肿瘤的可能，而继续探查处理；

对恶性肿瘤不能切除或切除不彻底者可用血管栓塞，α－甲基－对位酪氨酸，

131碘—间碘苯甲胍治疗。

[护理]

1. 术前护理

(1) 患者情绪易激动，对周围事物敏感，应特别注意语言态度，减少刺激，避免可能激发或加重的因素。注意休息，增加营养，给予高糖、高蛋白饮食。

(2) 床旁备有酚妥拉明、输液等急救药骑品和器材，密切观察病情，如有心力衰竭、高血压脑病、脑血管意外等危象，应做到及时发现，及时抢救，并立即通知有关医师。

(3) 留24尿查3—甲氧—4羟苦杏仁酸（VMA）者，在前24h内禁茶、巧克力、咖啡及含有香精等食物，以免出现假阳性。为避免情绪绪、体位、活动及外界刺激的影响，可收集患者睡眠或发作后3h内的尿标本，测定上VMA含量。

2. 术后护理

(1) 血压稳定后始可送回病房，取平卧位，并由专人护理。24-48h内不宜随意搬动或改变体位，以免发生急性循环衰竭。

(2) 患者返回病房后应立即严密观察血压、脉搏，，根据血压变化及所测定的中心静脉压，随时调节输血、输液量及升压药物的浓度及滴注速度。升压药切忌漏入皮下。注意升压药物比重多低于输入液体故在液体快输完时，虽滴数减少，升压作用反而较高，应及时调整。

(3) 在用升压药维持血压期间，应定时观察尿量及尿比重。

(4) 预防肺部感染、下肢静脉血栓形成及血栓性静脉炎。

第十二章 泌尿外科主要手术常规

第一节 耻骨上膀胱切开及造口术

[适应证]

膀胱或尿道损伤，膀胱结石、异物、尿道狭窄，脊髓损伤后的膀胱瘫痪，前列腺手术前、后及各种膀胱或尿道手术后行造口术。

[术前准备]

剃去阴毛，准备会阴、外生殖器及下腹部皮肤。

手术前一般须经导尿管注入无菌生理盐水约200，使膀胱膨胀，便于显露；如已有尿潴留，则免于注入。

急性尿潴留膀胱过度膨胀时，可先行耻骨上膀胱穿刺，待抽出大部分尿液后再进行手术。

[术中注意点]

1．分离膀胱时先推开腹膜，避免损伤，若已撕破，应立即缝合。

2．切开膀胱前，先试行穿刺抽出尿液证实无误后，始选择适当部位切开。

3．膀胱切口应在高位，引流管在膀胱切口的高位斜形插入，不可垂直插入或过深，以免刺膀胱三角区引起不适感。

4．按层缝合膀胱，粘膜下层和肌层用铬制胚线连续缝合，膀胱外层筋膜用丝线间断缝合，勿穿透粘膜。止血须完善。膀胱前壁与腹直肌后后肌后后鞘紧密缝合，以封闭膀胱前间隙，防止发生感染，并有利于固定和以后更换导管。

5．膀胱前间隙置乳胶片引流。

[术后处理]

1．膀胱引流管作闭式膀胱引流，必要时选用一定溶液持续或定期冲洗膀胱，术后不致发生明显出血的短期造口不作常规冲洗，保持引流通畅。

2．给予抗生素预防感染。

3．膀胱前间隙引流条一般于手术后24－48h拔出。

4．引流管必须妥为固定，勿使脱出，根据病情决定引流管留置时间。长期或永久性造口，根据引流情况，约3－4周或稍长时间后在无菌操作下更换引流管1次。覆盖造口的纱布应经常更换，并清洗创口，防止皮肤感染。体外引流管及引流袋每日更换1次或数次。

第二节 膀胱切除术

膀胱部分切除术

[适应证]

浸润较浅、局限于膀胱三角区以上的肿瘤；阴道或女性生殖系肿瘤与膀胱壁有粘连者；膀胱憩室较大或内有结石及肿瘤者；膀胱白斑、息肉及慢性溃疡等有恶变可能者；脐尿管瘘、膀胱壁段输尿管结石、肿瘤在切除输尿管的同时，切除部分受累的膀胱壁。

[术前准备]

1，剃去阴毛，准备外生殖器及下腹部皮肤

进手术室前，放留置导尿管。膀胱肿瘤患者，可注入塞替派60－100mg（溶于生理盐水50-100ml中），或用氮芥液。

[手术要点]

耻骨上切口、腹膜外显露膀胱，并向肿瘤生长部位分离。

切开膀胱，吸净液体，检查病变的质和范围。

凡带蒂肿瘤，应先用福马林涂擦或用特制的勺钳将肿瘤全部夹入勺内，以减少瘤细胞脱落种植的机会。

膀胱肿瘤切除的范围，距肿瘤基底部应至少 2cm，包括膀胱壁全层。

肿瘤距输尿管口较近者，应先插入导管，以防在切除膀胱壁时损伤输尿管。若输尿管口在切除范围内，则应将输尿管末端连同肿瘤一并切除然后行输尿管膀胱再植术。

肿瘤切除后应更换手术器械和敷料，参加手术者冲洗手套再继续手术。

肠道或女性生殖器肿瘤与膀胱壁粘连者，应将膀胱壁、腹膜连同原发瘤整块切除。缝合膀胱后，再探查肝、腹主动脉旁淋巴结有无转移，然后缝合腹膜。脐尿管肿瘤或其它累及膀胱壁的病变，须将脐尿管及受累膀胱前壁作整块切除。

膀胱内及切口附近用蒸馏水、塞替派或氮芥液充分冲洗后，妥善止血，分层缝合膀胱壁。

行耻骨上膀胱造口或尿道内留置导管。耻骨后间隙及膀胱部分切除缝合区放置引流。

[术后处理]

同膀胱切开造口术。I

膀胱全切除术

[适应证]

1．膀胱肿瘤浸润较广泛者，位于膀胱三角区或颈部者，术后复发或散在性多发者。

2．膀胱外翻无法整形修复者。

3．经多次手术未能治愈的复杂性的膀胱阴道瘘。

[术前准备]

1．耐心解释手术的必要性及尿流改道后的情况，使患者消除顾虑。

2．检查心、肾、肝等主要器官功能，进行必要的治疗。

3．静脉肾盂造影及胸部 X 线摄片。

4．纠正贫血及白蛋白过低。备血 600—1000ml。

5．肠道准备参阅本章肠袢在尿路的应用。

6．进手术室前放留置导尿管排空膀胱，肿瘤患者并注入化疗药物。

[麻醉]

可用持续硬膜外麻醉。

[手术要点]

下腹部切口：进入腹腔后，探查肝脏、主动脉旁及两侧髂血管旁淋巴结有无转移。

切除膀胱前可结扎双侧髂内动脉。

膀胱连同前列腺、精囊整块切除，与肿瘤粘连的腹膜亦应一并切除。

注意勿损伤直肠及阴道，妥善止血。

髂血管旁若有肿大的淋巴结，应在膀胱切除后作活检，若有转移，须将该处淋巴结清除。

选用合适的尿流改道术，方法见本章肠袢在尿路的应用。

腹膜外放引流，由切口旁引出体表。

年老体弱的患者可分二期手术，先行尿尿流改道术，待体力恢复后再行膀胱全切除术。

【术后处理】

参阅本单肠袢在尿路的应用。

第三节 前列腺摘除术

[适应证]

前列腺增生症，前列腺癌。

[术前准备]

1. 有留置导尿管者应定时冲洗膀胱，急性尿潴留不能插入导尿管者则施行耻骨上膀胱造口术。

2. 尿细菌培养、肾功能测定，同时给予抗感染治疗。待膀胱水肿、炎症消退及肾功能恢复后，再行手术。

3. 反复检查肝脏、心血管及呼吸系统功能，治疗并发症，待恢复或稳定后再考虑手术。

4．皮肤准备同一般膀胱手术。备血 600～900ml。

[麻醉要求]

采用持续硬膜外麻醉。

[术中注意点]

1．耻骨后前列腺摘除术适用于一般前列腺增生、膀胱内无病变者。当剥离膀胱颈时，切勿损伤前列腺静脉丛，以免引起大出血，或在横切包膜前预先缝扎静脉丛上下两排，然后于后于其间横行切开包膜。在囊内游离完腺体后，须小心剪断尿道周围粘连组织。以肠线再缝扎活动性出血点。经尿道放入 F22 号导尿管引流尿液。以肠线连续缝合前列腺包囊切口。膀胱颈两侧间隙各放置引流。

2．经膀胱前列腺摘除术适用于增生较显著或以中叶增生为主的患者，或伴有膀胱内疾病者。已行耻骨上膀胱造口者、可扩大膀胱原切口，沿前列腺凸出部弧形切开前列腺包膜，以示指伸入囊腔剥离粘连时，切忌用力过大。挖出腺体后，对位于 5、7 点钟处的主要出血点用肠线缝扎。将膀胱颈后唇粘膜作楔形切，并缝合于腺窝组织上。经尿道放人气囊导尿管。缝合膀胱切口前，置人造口引流管和尿道引流管，形成对位引流，便于彻底冲洗。于膀胱前间隙放置引流。

3．经会阴前列腺摘除术适用于前列腺位置较低、膀胱内无并发症的前列腺增生。手术时须用特制前列腺牵开器。操作时弄清解剖关系，特别是中心腱，十分重要。

4．经尿道前列腺电切术或电气化治疗。经尿道前列腺电切术。必须由熟练掌握各种电切方法的专科医师操作，适用于不能耐受开放性手术、纤维硬化性增生及手术未切除干净排尿仍不畅者。

附：电切术

[电切前准备]

1．冲洗液：无菌 5%甘露醇或山梨穗或 5%葡萄糖液 1 万－3 万 ml。

2．冲洗液温度保持在 20C 为宜。

3．冲洗液容器的高度为 60cm c。

4．术者必须熟练掌握所用电切镜各部件性能。

5．麻醉要求达到感觉和运动完全阻滞。

[手术步骤]

扩张尿道，插入电切镜，测定方位，看清各种解剖标志后，调准电切功率，按手术步骤要求进行切割及止血，落入膀胱内切下的前列腺组织，须行加压冲洗，反复多次吸出前列腺组织及血块，彻底止血后取出电切镜，置入气囊导尿管或三腔气囊导尿管，以便持续冲洗。

[术中注意点]

1．切割深浅要适度，当切割过程中镜下见到灰白色纤维网状组织时。应立即停止切割，以防损伤包膜。发现包膜穿透尤其是静脉丛穿破时，应尽快结束手术，放入气囊导尿管行压迫止血。

2．尽量缩短手术时间，一般应在 40-60min 内完成。

3．术中灌洗时严防气体进入膀胱。如有气体灌入，应即时排除，以防引起爆炸性膀胱破裂。

4．彻底止血并冲吸出切除的前列腺组织与血凝块，以防引流管阻塞。

5．电切时，为避免损伤外括约肌，可用左手示指在直肠内指引下行电切。

6．术中防止过量液体被吸收而引起尿道电切综合征。

[术后处理]

1．密切观察血压及脉搏，记出入量，维持水与电解质平衡，必要时输血。

2．注意膀胱引流管是否通畅及有无出血，并接以冲洗液进行密闭式持续膀胱冲洗或经三腔气囊导尿管持续点滴冲洗。以气囊导尿管止血者，可于术后 24h 放出囊中大部分水溶液。以后再逐步放出全部气囊内液体。

3．应用抗生素预防感染。

4．注意预防肺部并发症，给予雾化吸入，鼓励翻身、咳嗽。多活动下肢，防止下肢静脉血栓形成。

5．无菌生理盐水或其他溶液冲洗膀胱，注意液体的温度和速度；血色浓或有血块时，冲洗液滴入速度要快，冲洗次数要多。覆盖创口纱布浸湿时，应及时更换，并经常保持腹部、臀部、会阴部皮肤清洁干燥，注意预防湿疹及褥疮的发生。

6．出院前应测定膀胱残余尿量，检查肾功能。如术后 3~4 周仍有排尿不畅或尿失禁者，应查明原因，进行必要的处理。

第四节 肾及肾盂手术

[术前准备]

1．术前对患肾的病理变化、双肾功能情况，应有明确的了解，必要时须重复核对。

2．术前应制定手术方案，充分估计手术中可能遇到的困难及解决办法。根据需要作好术中 X 线检查、肾局部降温、阻断肾循环，如有自体肾移植可能时，再准备离体肾灌注所用的器械及药品等。

3．检查出血、凝血时间，了解贫血程度。备血 300-600ml。

4．根据不同疾病，完成手术前的治疗计划，如抗结核药物治疗，估计手术困难的巨大肾母细胞瘤行术前放射治疗，以及控制感染，纠正贫血及低白蛋白血症等。

5．根据病变及手术种类选择手术切口，按常规准备好下胸壁及腹部皮肤。

「麻醉要求」

一般采用硬膜外麻醉或静脉麻醉

[术中注意点]

1．各种感染性疾病皆应采用腹膜外径路，避免损伤腹膜。防止损伤髂腹股沟神经及髂腹下神经。不可轻易切断或结扎进入肾脏的任何血管。

2．剥离肾脏、探查病变时，切忌用力向外牵拉肾脏，以免撕裂肾蒂。在剥离肾内侧缘时，侧注意勿伤及腔静脉、十二指肠、结肠肝曲，左肾勿伤及脾、胰、结肠脾曲。

3．须经腹腔途径的肾脏手术，应先结扎肾蒂的肾肿瘤手术及肾畸形的手术等，应注意保护腹内脏器。手术结束前，缝合后腹膜。所置的肾区烟卷引流及肾造口引流管皆应经腹膜外引出。

4．肾切除术

(1)游离肾脏时勿损伤肾实质及肾盂，粘连较重者可行肾包膜下剥离切除。

(2)巨大肾积水，显露和剥离后将积水吸出，再游离肾脏。肾癌应力争先分离肾蒂，待结扎肾动、静脉后，再连同肾脂肪囊整块剥离切除。

(3)肾动、静脉分出后，先结扎动脉而后静脉。分别结扎有困难者可将动静脉一起结扎,待切除肾脏后再贯穿缝扎一次。

(4)肾结核及肾癌的输尿管应作大部或全部切除。

(5)非特异性感染,粘连重、渗出液多者,肾窝应放置烟卷引流,术后 24-48h 拔出。

5．肾部分切除术

(1)适应证:肾脏的一切局限性良性疾病,限于一极的多发性结石,严重裂伤及孤立肾的局限性肿瘤等。

(2)确定切除范围后,先剥离肾窦,显露供应病变段的血管,在手压或止血带压迫下切除病变部分,然后逐个缝扎肾乳头周围及肾实质血管;或用阻断。肾蒂法,切除病肾组织及处理断面后,再松开肾蒂的止血钳。

(3)肾盏切口须妥善缝合关闭,以免形成尿瘘。止血宜完善。肾断面敷以带蒂脂肪片或压碎的自体肌肉组织,然后缝合肾被膜。

(4)将肾固定于适当位置,肾周置烟卷引流。

6．肾盂切开取石或肾实质开取石术

(1)根据结石部位、大小、形态及肾盂的类型,选择肾盂切口、肾实质切口或肾盂、肾实质联合切口。

(2)先分离出肾盂输尿管交界部,用乳胶条牵引,以防结石坠入输尿管中。

(3)单纯肾盂切开取石的切口,应与肾盂输尿管交界部有一定距离,以免引起手术后狭窄;必要时剥离肾窦,向肾盏方向伸延切口,将肾盂、肾盏内的结石取出。结石过大者,可行肾盂和肾实质联合切口。巨大鹿角状结石或嵌于肾盏内的大结石,可切开结石表面的肾实质或沿肾实质的"无血"区剖开肾脏,将结石完整地取出。以丝线分别缝扎叶间血管及弓状血管,彻底止血。

(4)少数复杂的病例,须在局部降温下,阻断肾循环,剖肾取石。偶尔采用在肾离体的条下剖开肾实质,取净结石,经 X 线拍片证实无残余结石,并彻底止血后,缝合肾脏,再施行自体肾移植。

(5)结石取出后,应核对结石的大小、数目,结石表面有无断面。如有残留结石可能时,应行 X 线摄片检查,亦可用导尿管插入肾盂、肾盏中,加压冲洗,将小结石冲出。

(6)如肾盂输尿管交界部有狭窄,可施行肾盂输尿管成形术或其它解除梗阻的手术。检查输尿管,证实通畅后,缝合肾盂切口或肾实质切口。结扎缝线时,将脂肪或肌肉片垫在缝线与肾实质间，以免撕裂肾实质。

(7)取石手术完成后，将肾脏固定在适当的位置。一般取石手术后不做肾造口术；如出血严重，作肾造口术。手术区放置烟卷引流，于无渗液后 2-3d 拔除。

7．肾盂－输尿管成形术

(1)感染不能控制者、梗阻时间长的巨型肾积水肾功损害较重或突发的肾盂输尿管交界部完全性梗阻者，可先行肾造口术。

(2)目前标准的手术方式为肾盂输尿管再吻合术，切除狭窄部及部分过大的肾盂，然后将输尿管上端与肾盂再吻合。手术应达到以下要求：狭窄部必须得到扩大，新形成的肾盂输尿管交界部须居于肾盂最低位，扩大的肾盂须行部分切除，成形后的肾盂呈漏斗状移行至输尿管。狭窄部切开后，如缺损较大，可用腹膜片移植修补。成形吻合完毕后肾脏复位，此处应无张力。

(3)输尿管肾盏吻合术：适用于于肾内肾盂，肾窑内狭窄及无法施行肾盂输尿管成形术的患者。可将肾下极实质部分切除，外露扩张的肾下盏与输尿管，上端做粘膜对粘膜吻合。

(4)各种肾盂输尿管成形术后多须放支架管及肾盂造口引流管，并应将肾固定于适当的位置，肾周围应置引流物。

[术后处理]

1．施行肾固定术及肾部分切除术者均不宜早期活动，术后须平卧 7-14d。但肾切除术后，应鼓励患者早期活动。

2．肠蠕动恢复后始进食。术后可服胃肠促动力药或服理气消胀中药，促进胃肠道功能早期恢复。

3．术后应常规静脉输液，在利尿情况下维持水、电解质平衡。选用对肾脏毒性较轻的广谱抗生素，防治感染。

4．注意肾脏出血，经常保持引流管及支架管通畅，及时冲洗出肾盂内血性尿。引流管妥为固定，勿使脱落。拔管时间因手术方法而异。

5．肾造口引流管拔除前须作肾功能测定，肾盂、输尿管造影及肾盂压力测定，但各项操作必须严格无菌并定期作夹管试验。明确肾盂输尿管引流通畅后，方可拔管。

第五节 肠袢在尿路的应用

[适应证]

1. 回肠代输尿管术 ①输尿管因病变、损伤所致的大段缺损。②输尿管因先天发育不良而引起的功能性梗阻。③肾盂输尿管成形术失败后。

2. 回肠或乙状结肠扩大膀胱术 ①结核或间质性膀胱炎后挛缩膀胱。②膀胱肿瘤须切除大部分膀胱而尚能保留三角区者。③广泛的膀胱损伤不可修复而三角区尚完好者。

3. 回肠或结肠膀胱术 ①因肿瘤而行全膀胱切除术者。②膀胱瘘无法修补或尿道严重损伤后不能修复者。③膀胱外翻缺损严重不能行成形术者。

4. 直肠膀胱术 同回肠或结肠膀胱术。

[术前准备]

1. 胃肠X线钡餐检查，排除器质性病变。如有肠道寄生虫，术前应进行驱虫治疗。

2. 矫正贫血及水与电解质失衡。

3. 术前3-5d给予肠道抑菌药及维生素K，进无渣半流食。

4. 术前1～2d进流食。

5. 术前1-2d给予抗生素。

6. 利用乙状结肠者，术前3d起每晚灌肠，手术前晚清洁灌肠，手术日晨再灌肠1次，后用0.1%新霉素液100ml保留灌肠，并留置消毒肛管。

7. 按常规准备腹部、会阴部及外生殖器皮肤。

[手术要点及注意事项]

1. 所游离的肠袢必须带有两条动脉弓的肠系膜，以保证丰富的血循环。回肠袢的远端应在距回盲瓣约10—15cm处切断。乙状结肠袢的远端应在距盆腔腹膜反折部上方约8-10cm切断。

2. 肠袢以够用为宜，不应过长。15-20cm的回肠袢足能用于回肠代膀胱术、回肠扩大膀胱术、回肠代大段输尿管术；25cm的回肠袢也足够将成人的肾盂与膀胱架接起来；10-15cm乙状结肠袢能完成扩大膀胱及膀胱手术；直肠膀胱术的乙状结肠切断处应距肛门缘约15-20cm。

3．肠腔应进行彻底清洗，可先用 0.05%洗必泰液灌洗，然后再将新霉素注入肠腔内，保留 15min。后再吻合。为消除手术后肠粘液的分泌，也可将肠粘膜剔除。

4．将肠道行端端吻合后再缝合肠系膜之间的空隙。

5．肾盂或下肾盏、输尿管与肠袢吻合时，多采用粘膜对粘膜吻合法，并放支架管，以免引起狭窄。以肠袢代输尿管时，将近侧端向上，使尿液沿肠袢顺蠕动方向流下，切不可倒置。肠袢远侧必须与膀胱连接，肠袢不可置于缺损的输尿管两个断端之间。

6．行肠袢扩大膀胱术时肠管与膀胱的吻合口宜大，炎症性挛缩膀胱可将其顶部切除后再吻合。根据病变性质及所用肠袢的不同，可采用各种类型的吻合方式。形成的新膀胱须持续引流一段时间。

7．行回肠或乙状结肠代膀胱术时，肠袢的腹壁造口应置于侧腹壁，或穿通腹直肌引出的肠袢应稍长，开口部适当外翻，避免形成狭窄，并放置临时的引流管，便于配带尿袋。直肠代膀胱术应选用乙状结肠腹壁造口的方式。

8．肠袢与泌尿器官的吻合完成后，将肠袢置于适当的解剖位置，避免扭曲、肠系膜张力过大等。肠袢及系膜两侧缘应妥为固定，以免发生内疝等并发症。

[术后处理]

1，维持水、电解质平衡，加强营养，需要时输入白蛋白或全血，以利切口及吻合口的愈合。

2．输尿管支架引流管，膀胱引流管必须妥为固定，并确保引流通畅。如有血块、粘液堵塞，应立即以无菌生理盐水冲洗，一般手术后 7~10d 拔除输尿管支架管，10-14d 拔除膀胱引流管。

3．防止腹胀。利用回肠袢者可行胃肠减压，利用乙状结肠袢者可将减压管经肛门放至吻合口上方。直肠膀胱术后可不用肠道减压。

4．继续抗感染治疗。

5．术后 2 周内行血生化检验 1/2—3d，以资对照观察，并作为治疗的依据。

6．术后 4 周可做静脉尿路造影或膀胱造影。

7．远期随访观察中应注意吻合口有无狭窄、感染、结石形成、肠袢扩张、电解质紊乱等并发症。

第六节 原发性醛固酮增多症

【术前准备】

螺旋内酯60-100mg/d，共7d；低钠饮食7d；氯化钾口服3—6g/d，连服7d，必要时静滴。多可达到尿量减少、血压下降、血钾升高、心电图正常的手术要求。皮质激素术前一般不补充。其他项目同皮质醇增多症手术。

[麻醉及切口选择]

同皮质醇增多症手术。

[手术要点]

1．同皮质醇增多症手术。

2．腺瘤摘除后或未探查到腺瘤者，应仔细检查腺体各部位，有无微型腺瘤或局限性结节增殖。冰冻切片检查证实增生后，可做肾上腺部分切除。如为弥漫性结节性双侧增生，不能证实确有肿瘤时，目前仍认为药物治疗较手术切除为妥。

3.定位明确的，目前也可选用在全麻下行腹腔镜手术。

[术后处理]

1．双侧腺瘤摘除或双侧肾上腺部分切除，于术中及术后适量补充皮质激素。

2．其他同肾上腺皮质醇增多症手术。

3．定期观察肾功能恢复情况。

第七节 嗜铬细胞瘤手术

[术前准备]

1．按嗜铬细胞瘤治疗原则处理（本篇第二章）。

2．虽然术前已用药物治疗及输血输液补充血容量，但对重症患者术前一日开始仍需输血、输液，并在输血、输液前后测定红细胞比容及中心静脉压，使两项检查达到正常值。

3．其他同肾上腺皮质醇增多症手术。

[麻醉及切口选择]

1．硬膜外麻醉加镇静、静脉强化麻醉或气管内全麻，充分给氧，心电图监护。注意事项见麻醉章。

2．以采取腹部正中切口为宜，髓质增生者可选用腹部横切口。

3．术前定位明确的可选用腹腔镜手术治疗。

[术中注意点]

1．插一硅胶管至腔静脉，用以测量中心静脉压及监测输血、输液。一般须保持两个输液通道。

2．手术探查顺序为双侧肾上腺区→腹主动脉两旁→盆腔。操作应细致轻柔，勿挤压肿瘤，尽量先结扎引流肿瘤的静脉，然后再行剥离，将肿瘤及瘤床组织一并切除。

3．肿瘤切除后血压不降或降后复升者，应继续探查有无多发瘤。确无肿瘤且经活检证实为髓质增生者，行双侧肾上腺次全切除术，方法同前。

4．血压下降后可用去甲肾上腺素静滴，并调节滴速使血压维持在 14.6/9.3kPa（110/70mmHg）左右。必要时快速输血、输液。以中心静脉压作为应用血管加压药及输血、输液的依据。

5．因增生而施行肾上腺次全切除者，可补充肾上腺皮质激素。

6．其他注意点同皮质醇增多症手术。

第九节 阴囊手术

[术前准备]

1，剃净阴毛，并用肥皂水、清水清洗阴囊、会阴部及外生殖器。

2．阴囊及外生殖器皮肤可用聚维酮碘溶液消毒，下腹部及大腿内侧可碘伏液消毒。

[麻醉]

采用局麻加精索阻滞麻醉或蛛网膜下腔麻醉。

[术中注意点]

1，手术时一般不需剥离阴囊壁各层组织。

2．止血必须彻底，剥离组织时注意保护精索，防止损伤输精管、睾丸动脉及静脉丛，不做大块组织结扎，缝合时防止睾丸扭转。

3．阴囊表皮皱褶甚多，皮肤切口应沿皱褶平行横切，宜用垂直褥式缝合以免皮肤内翻，影响愈合。

4．创口内置乳胶片引流，由阴囊最低部戳口引出。

[术后处理]

阴囊托起并压迫包扎，以免形成血肿。

排尿时注意勿沾湿敷料，因排尿或被引流液浸湿者应及时更换敷料。

如有血肿形成，可经原切口再次手术清除血块及止血。

给予抗感染治疗。

术后24-48h取出创口内引流条。

第十节 精索静脉曲张高位结扎术

[术前准备及麻醉]

皮肤准备同阴囊手术。可采用局部麻醉、硬膜外麻醉或蛛网膜下腔麻醉。

「手术要点」

1．腹股沟斜切口，起自内环，长约4－5cm，逐层切开，显露精索。

2．由内环处游离出静脉主干，上、下端分别结扎，其间切除一段。

3．将远心端缝合固定于腹内斜肌及腹横肌游离缘的深面。

4．注意避免损伤动脉、神经及输精管。

5．也可选择腹腔镜下手术，术后复发率更低。

第十一节　　阴茎部分切除术及全切除术

[术前准备]

1．作好家属及患者的思想工作，解除思想顾虑。摄胸片。

2．用高锰酸钾溶液浸泡阴茎，全身用抗生素控制感染。

3．根治手术前应检查肝、肾功能，纠正贫血，并备血。

4．皮肤准备范围包括外生殖器、大腿内侧、下腹部及会阴部。

[麻醉]

硬膜外麻醉或蛛网膜下腔麻醉。

[手术注意点]

1．部分切除术取平卧位，全切除术取截石位。消毒皮肤后，阴茎肿瘤部以阴茎套包扎，阴茎根部用橡皮带止血。

2．距肿瘤2cm的正常皮肤处做一环形切口，结扎切断阴茎背动、静脉。在同一平面切断阴茎海绵体，保留的尿道及其海绵体应比阴茎海绵体长0.5－10cm，以间断褥式缝合阴茎海绵体残端后，松开止血带，结扎出血点。将尿道及其海绵体残端剪成两瓣，外翻缝合于皮肤切口上，尿道海绵体边缘宜用肠线连续缝合，用以防止术后出血。放留置导尿管。

3．阴茎全切除时，于阴茎根部做一菱形切口，切断阴茎背部中线处的阴茎悬韧带及阴茎背动、静脉，以缝扎法止血。沿阴茎腹侧显露尿道及阴茎海绵体角并切断。切除阴茎，缝扎残端。在会阴部作一2cm直切口，并通向原切口，将尿道近端拉出会阴部切口外，保留足够长度，剪成两瓣，外翻与皮肤缘镶嵌缝合，以防外口狭窄。放留置导尿管。创口内置乳胶片引流。

[术后处理]

1．应用抗生素防治感染。

2．阴茎部分切除术后给予己烯雌酚。

3．按期拔除引流条及留置导尿管。

第十三章 泌尿外科基本技术操作

一、导尿术

【适应证】

1．各种原因引起的尿潴留。

2．膀胱容量、残余尿量测定。

3．尿动力学检查、膀肮测压。

4．膀胱、尿道造影检查．

5．膀胱药物灌注。

6．无菌法尿标本收集及尿细菌培养标本的收集。

7．尿道长度测定。

8．膀胱注水测漏试验，了解有无膀胱破裂存在。

9．危重患者尿量监测。

10．产科手术前留置导尿。

11．大型手术前导尿，方便术中尿量观察、防止术中膀胱过度充盈。

12．探测尿道有无狭窄，了解无尿、少尿原因。

【禁忌证】

1．急性尿道炎。

2．急性前列腺炎、附睾炎。

3．女性月经期。

4．骨盆骨折、尿道损伤试插尿管失败者。

【操作方法及程序】

1．患者取平卧位，女性患者应届髋、屈膝，双侧大腿外旋j外展。

2．术者严格按无菌操作要求，先打开导尿包，用无菌摄子取 0.2%碘伏棉球，以尿道口为中心进行常规外阴部消毒，铺无菌孔巾。

3．选择口径适当的尿管，前端涂以消毒液状石蜡，对男性患者，用左手垫以无菌纱布夹持阴茎，拇指和示指分开尿道口（对女性患者，以左手拇指和示指分开小阴唇充分显露尿道口），右手持另一把无菌镊子夹住尿管前端，顺尿道轻轻插入膀胱。见尿液流出后，将尿管缓缓向外拉至尿流突然中断时，再将导尿管向膀胱内插入 2~3cm，又见尿液引流通畅，表示尿管留置深度合适，直至尿液引流完毕后，再将尿管缓缓抽出。若需要留置尿管，最好选用气囊尿管，水囊注适量无菌生理盐水固定，若为普通尿管可用胶布固定稳妥。

【注意事项】

1．严格遵守无菌操作规范。

2．动作宜轻柔，避免出现不必要的尿道损伤。

3．包皮口狭窄者，导尿后应及时将包皮复位，防止嵌顿形成。

4．膀胱过度充盈的患者，宜反复分次放尿，避免膀胱出血或患者出现虚脱。

5．长期留置尿管的患者，应加强尿道口护理，定期更换尿管，并适当应用抗生素预防尿路感染。

6．应用气囊尿管时，应将尿管充分置入膀胱内，再向水囊注水固定。无菌尿袋应固定于膀胱水平以下位置，防止尿液反流。

7．鼓励患者多饮水，必要时口服抗生素抗炎。

二、膀胱镜检

【适应证】

1．明确血尿原因及出血部位。

2．明确膀胱、尿道内病变的性质及范围。

3．膀胱病变取组织活检。

4．膀胱癌手术后复查。

5．膀胱内治疗（尿道狭窄内切开、尿失禁黏膜下注射、膀胱内碎石、膀胱异物取出、肿瘤及前列腺的电切等）。

6．逆行尿路造影、肾盂尿留取。

7．D-J 管置入及拔除。

8. 肾盂内测压（上尿路动力学检查）、肾盂内注药（乳糜尿）。

【禁忌证】

1. 尿道狭窄、重度前列腺增生。

2．先天性尿道畸形。

3．急性尿道炎、膀胱炎。

4．急性前列腺炎、附睾炎。

5．严重膀胱、尿道损伤。

6．女性月经期、妊娠期。

7．膀胱挛缩，容量<50ml者，防止膀胱穿孔。

8．有全身出血倾向的患者。

9．身体条件差，不能耐受检查者。

10．血尿严重或膀胱内病变过大者。

11．骨关节病变，影响体位。

12．一星期最好不要重复行膀胱镜检查。

【操作方法及程序】

1．检查前嘱患者先排空膀胱，取截石位。

2．术者严格按无菌操作要求，以尿道口为中心常规消毒外阴部[可用0.2%碘伏或1/1 000苯扎溴铵（新洁尔灭）]，铺无菌孔巾。

3．尿道内注入适当的黏膜表面麻醉药（利多卡因胶剂），保留3～5min 也可视患者的情况选择腰麻或骶管麻醉。

4．选择口径适当的镜鞘，充分清洗器械表面钓消：毒耕；检查视野：开关、光源是否良好，闭孔器与镜鞘是否闭合完好。

5．镜鞘表面涂以表面麻醉药，用左手垫以无菌纱布夹持拉直阴茎，拇指和示指分开尿道口（对女性患者，以左手拇指和示指分开小阴唇充分显露尿道口），将镜鞘连同闭孔器插入尿道，紧贴尿道壁缓缓下降至尿道球部（嘱患者放松，平静呼吸），保持镜身在中线位置，沿一小弧形缓缓压低镜鞘后端，边压低边轻微向前推进，至镜身近水平或更低位，将镜鞘缓缓送入膀胱内。如遇括约肌痉挛，可稍等待，嘱患者放橙，不要做排尿动作，待括约肌松弛后再继续。

6．退出闭孔器，测残余尿量，按要求置入不同型号的观察镜，连接好先源冲水装置，边冲水边观察膀胱内情况，至膀胱黏膜皱褶变平（患者有尿意）时停止膀胱进水，同时记录膀胱容量。按顺序观察，先将膀胱镜退至颈部，旋转360°，观察膀胱颈口情况，然后慢慢向前推进，观察三角区，沿输尿管嵴观察双侧输尿管开口的形态及喷尿情况，然后边推进，边反复旋转镜体，依次观察两侧壁、底部、顶部及前壁。

7．检查完毕后，退出观察镜，排空膀胱，置入闭孔器，退出镜鞘。嘱患者多饮水，观察排尿情况。

【注意事项】

1．严格遵守无菌操作规范。

2．动作宜轻柔，切忌使用暴力，避免出现不必要的尿道损伤。

3．膀胱内观察应循序渐进，避免遗漏。

4．包皮口狭窄者，检查后应及时将包皮复位，防止嵌顿形成。

5．适当应用抗生素预防尿路感染。

三、尿道扩张

【适应证】

1．探查尿道有无狭窄或确定狭窄的程度和部位。

2．治疗尿道狭窄（外伤性尿道狭窄、炎症性尿道狭窄、医源性尿道狭窄、先天性尿道狭窄），尤其狭窄段较短、较局限者。

3．治疗慢性前列腺炎或尿道炎。

4．探查膀胱结石和后尿道结石。

5．膀胱颈挛缩。

6．女性尿道综合征。

【禁忌证】

1．尿道狭窄伴急性炎症。

2．急性前列腺炎伴急性尿潴留。

3．不明原因的尿道严重出血。

4．多发或长段尿道狭窄。

5．严重的膀胱颈挛缩。

6．女性月经期。

【操作方法及程序】

1．扩张前令患者排尿，观察尿线粗细、有无分叉、射程远近及尿程长短。

2．用0.5%碘伏消毒尿道，男性患者依次由尿道外口、龟头、阴茎体到冠状沟，女性患者依次由尿道口、前庭、大小阴唇、阴阜到股内侧。铺无菌孔巾，尿道内注入2%利多卡因胶剂止痛。

3．术者左手掌心向上，中指和环指夹持阴茎冠状沟部，并将阴茎向斜上方提起，拇指和示指把尿道外口分开。右手持尿道探子的柄端。轻缓地将涂有液状石蜡的探子插入尿道。沿尿道背侧正常的走行轻轻插入，借助探杆本身的重量和弯曲度缓缓推进。为使探杆前端通过尿道球、膜部，应逐渐将其送至与体轴成垂直的位置，逐渐将探杆向下轻压，探杆就顺着后尿道向膀胱内推进。进入膀胱后探杆能左右转动。留置探杆20min，然后退出，其方法与放入顺序相反。

【注意事项】

1．尿道扩张时切忌暴力将尿道损伤，尿道探子达到膜部时有阻力感，嘱患者张口呼吸，勿紧张，放松尿道括约肌，慢慢通过膜部即入膀胱。

2．尿道扩张开始时使用的尿道探子不宜过细，结合尿线粗细，应先从大号开始，依次减小，直到合适的号数为止，再逐渐增粗，每次调增2或3个号码。否则易产生出血及假道。尽量少用16号以下的探子。

3．尿道扩张要定期进行。

四、耻骨上膀胱造口术

【适应证】

1．前列腺增生伴明显感染者。

2．前列腺增生伴肾功能障碍，不能耐受较大手术者。

3．前列腺增生伴心、脑、肺功能障碍者。

4．前列腺增生伴凝血功能障碍者。

5．前列腺增生或尿道狭窄引起急性尿潴留，插导尿管失败者。

6．泌尿道手术为预防感染或尿外渗可行膀胱造口术。

7．经尿道行前列腺电切术时，暂时甩以冲洗和减压。

8．神经源性膀胱，不能耐受较大手术者。

9．急性前列腺炎伴尿潴留者。

【禁忌证】

1．前列腺增生可耐受经尿道前列腺电切术时。

2. 下尿路梗阻可用其他手术方法解决者。

【操作方法及程序】

1. 做下腹部正中纵切口，长 3～5cm，显露膀胱前壁及膀胱顶部。

2. 于膀胱前壁用两把组织钳夹住前壁并提起，或缝两针牵引线提起，注射器试穿膀胱，抽出尿液，证实为膀胱，用弯血管钳于组织钳间撑开膀胱。

3. 插入吸引器吸尽膀胱内尿液，用血管钳将蕈状导尿管插入膀胱内。

4. 用 1-0 可吸收线连续缝合膀胱全层。

5. 缝线固定造口管，丝线固定造口管于皮肤。

【注意事项】

如无尿潴留又需要插入导尿管者，于手术时先注入生理盐水，使膀胱容易辨认，且可防止误伤其他脏器。初步确定膀胱后，须行膀胱穿刺，以进一步证实。为防止进入腹腔，暴露膀胱辨认腹膜反折，钝性向上推开腹膜，如误入腹膜，应立即缝合以免污染腹腔。显露不宜过大，以能操作为宜。曾经做过下腹部手术或膀胱造口手术的患者，粘连较重，手术时需要特别注意，沿瘢痕的下端寻找膀胱，或下导尿管注水，或下金属探子，可使膀胱易于辨认。

五、耻骨上膀胱穿刺造口术

【适应证】

1. 急性尿潴留，导尿失败或无导尿条件者。

2. 需穿刺建立膀胱造瘘通道。

【禁忌证】

1. 膀胱未充盈。

2. 下腹部手术病史、腹膜反折耻骨后粘连严重者。

【操作方法及程序】

于耻骨联合上方 2cm 处用穿刺针做膀胱穿刺，抽出尿液后，于此部位做 1cm 的皮肤切口达腹白线。拔出穿刺针换套管针，依同一方向穿刺膀胱，拔出针芯，见有尿液流出，用相应管径的导尿从套管插入膀胱，退出套管，将尿管气囊注水 10-15ml。

膀胱穿刺造口术必须在膀胱充盈状态下进行，操作应按无菌要求进行，引流尿管粗细适当，并妥善固定防止滑脱。定期更换尿袋及引流管（尿袋1周换1次，引流管2周至3个月换1次），口服抗生素，有出血或感染者用无菌生理盐水冲洗。

第十四章　生殖系统特异性感染的手术治疗

一、肾结核的手术治疗

　　（一）肾结核肾切除术

【适应证】

1．一侧肾结核，肾已遭广泛破坏或无功能，对侧肾功能正常。

2．双侧肾结核，一侧肾被广泛破坏，另一侧肾病变轻微，足以代偿时。

3．一侧肾结核，对侧肾积水，而对侧肾积水通过手术可以纠正。

4．一侧肾结核破溃合并肾周脓肿或出现败血症。

5．一侧肾结核并发输尿管梗阻，继发严重感染。

6．一侧肾结核，但破坏较重，且对抗结核药物不敏感，药物治疗效果不佳。

【禁忌证】

1．双肾均遭广泛破坏。

2．术前未行规范的抗结核治疗。

3．全身其他部位的结核病灶处于活动期。

【操作开放手术方法及程序】

1．患者取肾切除体位，做硬膜外阻滞麻醉或全身麻醉。

2．可采用第 11 肋间或第 12 肋切口径路。

3．依次切开皮肤、皮下组织、诸肌层、肾周筋膜到达肾周脂肪。

4．游离肾脏，在分离肾上极时结扎、切断与肾上腺间的血管。

5．游离输尿管牵拉之，向上游离肾下极及肾盂。

6．游离肾蒂，直视下用三钳法钳夹肾蒂。

7．切除患肾。

8．用 10 号丝线结扎肾蒂，用 10 号丝线再次 8 字缝扎肾蒂。

9．游离输尿管至外观正常处，切除病变输尿管，残端用苯酚（石炭酸）或碘酊、乙醇擦洗。

10．用 7 号丝线间断缝合诸肌层。

11．用 1 号丝线间断缝合皮下组织和皮肤。

【注意事项】

1．术前应正规应用抗结核药物治疗至少 2 周以上。

2．输尿管切除应以结核累及范围面而定，尽可能较低水平切除，防止术后残端积脓。如整个输尿管受累应行肾输尿管全长切除。

3．肾周粘连严重难以分离时，可行肾被膜下肾切除。

4．有肾周脓肿时，应放置引流管。

5．术后应继续应用抗结核药物治疗半年以上。

（二）肾结核肾部分切除术

【适应证】

1．肾结核病灶局限于一极或双肾盂之一。

2．局限于一极的肾结核治疗效果不佳或病变有所扩大。

【禁忌证】

1．病变范围较大，超过一半肾盏。

2．术前未行规范的抗结核治疗。

3．全身其他部位的结核病灶处于活动期。

【操作方法及程序】

1．患者取肾切除体位，做硬膜外阻滞麻醉或全身麻醉。

2．可采用第 11 肋间或第 12 肋切口径路。

3．依次切开皮肤、皮下组织、诸肌层、肾周筋膜到达肾周脂肪。

4．游离肾脏，确定切除的一极。

5．切开肾被膜，用刀柄将被膜与肾实质剥离。

6．切除病变组织，结扎供应该区域的血管。

7．用可吸收线闭合开放的肾盂或肾盏。

8．用可吸收线 8 字缝合缝合肾脏创面，缝合时需要将肾被膜与肾周脂肪一并缝。

9. 创面处放置引流物。

10. 用 7 号丝线间断缝合诸肌层。

11. 用 1 号丝线间断缝合皮下组织和皮肤。

【注意事项】

1. 围手术期的抗结核药物应用同肾结核肾切除术。

2. 游离肾脏时尽可能保留肾周脂肪，以备关闭肾创面时用。

3. 肾部分切除术是否需要阻断肾血循环，依术者的经验而定，一些术者用左手拇、示指稍用力压迫欲切除部分的血供即可达到减少出血的目的。

4. 预防出血和血肿形成的关键是止血彻底、引流通畅。

（三）肾结核病灶清除术

【适应证】

1. 肾局限的闭合性的结核性脓肿，与肾引流系统不相通。

2. 孤立肾而有结核性脓肿，切开空洞或行病灶清除以减轻对正常肾组织的压迫。

【禁忌证】

1. 虽局限但未闭合的肾结核病灶。

2. 术前未行规范的抗结核治疗。

3. 全身其他部位的结核病灶处于活动期。

【操作方法及程序】

1. 患者取肾切除体位，做硬膜外阻滞麻醉或全身麻醉。

2. 依病灶部位可采用腰部切口、第 11 肋间或第 12 肋切口径路。

3. 依次切开皮肤、皮下组织、诸肌层、肾周筋膜到达肾周脂肪。

4. 游离并暴露病灶的肾脏表面。

5. 手术去除脓肿顶部，除尽干酪样坏死组织和有病变的肾组织。

6. 局部创面放入链霉素。

7. 用 7 号丝线间断缝合诸肌层。

8. 用 1 号丝线间断缝合皮下组织和皮肤。

9．伤口处放置引流物 3～4d。

【注意事项】

1．围手术期的抗结核药物应用同"肾结核肾切除术"。

2．放置引流物，防止尿瘘和血肿形成。

二、附睾结核附睾切除术

【适应证】

1．经抗结核药物治疗 6 个月后，附睾结核结节不消失。

2．虽未经 6 个月抗结核药物治疗，但病变范围较大。

3．双侧附睾结核结节致无精子者，期望输精管与正常附睾吻合后再通。

【禁忌证】

1．术前未行规范的抗结核治疗。

2．全身其他部位的结核病灶处于活动期。

【操作方法及程序】

1．腰麻。

2．可采用阴囊前壁切口或腹股沟切口。

3．挤出睾丸，切开睾丸鞘膜，暴露附睾。

4．用小刀片锐性分离附睾头与体部。

5．切开精索鞘膜，游离输精管并高位结扎。

6．分离附睾尾，完整切除附睾。

7．缝合睾丸白膜创面及精索鞘膜。

8．切除多余睾丸鞘膜，彻底止血。

9．还纳睾丸，阴囊底部留置橡皮引流条，关闭切口。

【注意事项】

1．围手术期的抗结核药物应用同"肾结核肾切除术"。

2．不育症患者如附睾头部正常，可保留，并与输精管行吻合术，但手术成功率不高。

3．病变累及睾丸时，应根据受累程度行睾丸部分切除或完全切除。

4．较重的附睾结核有窦道形成者，应同时切除窦道等受累组织。

5．病变范围较大，周围粘连严重时，分离应尽可能避免损伤精索血管，以免造成睾丸萎缩，无法避免时应告知患者。

第十五章　泌尿系统结石治疗术

第一节 体外冲击波碎石术

【适应证】

1．肾结石

(1)单个结石≤2cm;

(2)结石 2～3cm，碎石前可留置双J管。

(3)铸型或多发结石，综合治疗，即经皮肾镜碎石取石术(PCNLJ'+体外冲击波碎石术(ESWI．)+经尿道输尿管镜取石术(URS)。

(4)肾下盏结石≤1cm。

(5)难碎结石（透钙磷、胱氨酸、水草酸钙结石）<1.5cm。

(6)孤立肾结石>1.5cm，术前放置双J管。

2．输尿管结石<1cm。

3．膀胱结石病情不允许手术或患者拒绝手术治疗。

4．尿道结石不能推入膀胱或缺腔内碎石设备以及患者拒绝手术治疗。

【禁忌证】

1．结石远端尿路梗阻。

2．基质结石。

3．肾盏憩室结石。

【相对禁忌证】

1．肾下盏结石>2cm。

2．肥胖者（体重超过标准体重的1倍以上）。

3．患者伴有脊椎畸形或肢体挛缩不能按要求摆体位。

4．患者结石嵌顿。

5．伴有不能治愈的出血性疾病。

6．心、肝功能严重不全。

7．血肌酐≥265pmol/L。

8．传染性疾病活动期。

9．糖尿病未控制。

0．妊娠期。

11．未育女性输尿管下段结石，避免损伤卵巢；未育男性尿道结石，注意保护睾丸。

【操作方法及程序】

1．体位。

(1)肾及近段输尿管结石取仰卧位。

(2)远端输尿管结石取俯卧位。

(3)膀胱结石取俯卧位或半坐位。

(4)尿道结石取半坐位。

(5)儿童患者，麻醉后妥善固定，尽量采用B超定位。

2．定位。阳性结石采用X线或B超定位，阴性结石采用B超定位。

3．工作电位及轰击次数。根据机器的波源、型号和结石的部位、大小、数目、成分等情况综合决定。一般电压8~14kV，轰击次数<3 000次。

4．实时间断采用X线或B超显示器观察碎石情况。

5．术中监测患者的生命体征，观察患者的反应，并及时做出相应的处理。

【注意事项】

1．术前做血、尿常规检查，做肝、肾功能检查，做心电图，查出、凝血时间，做静脉尿路造影(IVU)及B超检查，术前1d服缓泻药，当日禁早餐。

2．患有感染性结石或合并尿路感染时，应先控制感染，再碎石。

3．双侧上尿路结石，分期、分侧行ESWL。

4．复碎石时间>1周，ESWL治疗≤3次。

5．术后一般处理，应用抗生素、解痉药，多饮水，口服预防结石复发的药物。

6．结石分析，制定预防复发的方案。

7．定期复查，直至结石排空。

8．并发症及其处理。

(1)血尿：通常无须处理。

(2)绞痛：解痉，应用止痛药。

(3)发热：静脉使用抗生素，注意尿路梗阻，应积极处理。

(4)石街形成：要积极处理，包括行石街的ESWL、URS、经皮肾穿刺造口术(PCN)等，解除梗阻，保护肾功能。、

(5)急性肾损伤：包括严重血尿、肾包膜下血肿、肾周血肿、肾挫裂伤等，须严密监测患者的生命体征，详细检查及积极处理。

(6)消化道出血、穿孔及咯血、腹主动脉瘤破裂：少见。

(7)其他：皮肤瘀斑、尿滞留等，无须特殊处理或做对症处理。

第二节 泌尿系统结石开放手术

PCNL和ESWL是现代泌尿外科治疗肾结石的主要方法。我国大部分肾结石患者可采用这些方法治疗。各地应根据当地的实际情况，选择治疗方法。开放手术在我国仍占一定的比例。

一、肾结石开放手术

【适应证】

1．持续疼痛。

2．反复出现肉眼血尿。

3．梗阻导致肾功能损害。

4．无功能的脓肾。

5．反复出现泌尿系感染。

6．复杂性肾结石、巨型结石、鹿角形结石或多发性结石。

7．结石引起癌变或癌合并结石。

【禁忌证】

1．患有严重尿毒症、酸中毒及血清 K+异常增高者。

2．患有心血管系统疾病、心肺功能不全，不能耐受手术者。

【注意事项】

1．双侧肾结石的处理原则

(1)先处理发生急性梗阻的一侧和手术治疗较安全的一侧。

(2)根据肾功能情况，双侧肾功能均较差者，应先处理肾功能损害较重的一侧；若双肾功能比较好，则先处理损害较轻的一侧。

(3)一侧肾脏有功能，对侧肾脏已完全丧失功能，估计无法保留者，则先治疗有功能侧。

(4)两侧肾结石分期手术的间隔时间为 2 周至 3 个月，视已施手术肾的功能情况，未行手术的肾、输尿管梗阻及感染情况而定，有潜在感染的肾结石应尽早行手术治疗。

2．鹿角形结石的治疗原则　鹿角形结石宜早期手术．。由于鹿角形结石的自然过程是进行性的梗阻、感染和肾功能损害，所以，即使无症状 i，此类结石的存在也是治疗的指征。

（一 J 肾盂切开取石术。

【适应证】

适用于肾外型肾盂的肾盂、肾盏内结石。

【禁忌证】

1．患有严重尿毒症、酸中毒及血清 K+异常增高者。

2．患有心血管系统疾病、心肺功能不全，不能耐受手术者。

【操作方法及程序】

1. 患者取侧卧位，做腰背部切口。手术显露不满意或术中遇到困难时，可将第 12 肋游离、切除。

2. 切开腰背部肌肉及筋膜，显露肾周。

3. 切开肾周筋膜，显露肾盂，呈 V 形或纵行切开肾盂，取出结石。

4. 冲洗肾盂并用 8 号导尿管插入输尿管，注水证实通畅，然后用可吸收线缝合肾盂切口。

5. 根据术中情况决定是否留置肾盂输尿管内支架管或肾造瘘管。

【注意事项】

1. 肾铸型、多发结石的患者，应注意病因检查，如排徐甲状旁腺功能亢进引起的泌尿系结石。

2. 结石取出后是否做肾或肾盂造瘘，或留置内支架，取决于手术对肾脏所造成的损害程度、有无梗阻、止血是否确切及有无结石残留等因素。如对手术把握不大，应留置肾造瘘管。

3. 术后有尿液从伤口漏出是临床常有的现象，应充分引流，并观察至术后 3 周。如漏出尿液的量不减少则需要做进一步的检查和处理。

4. 术后应用抗生素预防感染，保持各种引流管通畅。

（二）肾窦内肾盂切开取石术

【适应证】

适用于肾内型肾盂的肾结石。

【禁忌证】

1. 患有严重尿毒症、酸中毒及血清 K+异常增高者。

2. 患有心血管系统疾病、心肺功能不全，不能耐受手术者。

【操作方法及程序】

1. 体位与手术入路与"肾盂切开取石术"相同。

2. 正确分离肾窦内肾盂，在肾窦脂肪包膜与肾盂外膜间的疏松组织间隙内分离。

3. 切开肾窦内肾盂，取出结石。

4. 用生理盐水冲洗肾盂、肾盏，取净肾盏内结石，再用可吸收缝线缝合肾盂切口。

5．根据术中情况决定是否留置造瘘管或内支架管。

（三）肾切开取石术

【适应证】

适用于较大的鹿角形结石，估计经肾盂切口不能取出者；有时手术需要在阻断肾蒂、低温下进行。

【禁忌证】

1．患有严重尿毒症、酸中毒及血清 K+ 异常增高者。

2．患有心血管系统疾病、心肺功能不全，不能耐受手术者。

【操作方法及程序】

L 选择第 12 肋或第 11 肋间切口，按常规方法充分游离肾脏、输尿管上段及显露肾蒂，注意保护肾包膜的完整。

2．确定肾切口段间线。在肾门后上唇处触到后段动脉搏动，用示指将其阻断，显示后肾段缺血范围；可见缺血的后肾段呈发绀色，在肾包膜上用丝线缝合标记出前、后肾段的段间线，这相对无血管的平面线是无萎缩性肾切开术恰当的切口位置。

3．阻断肾血流及局部低温。阻断肾血流前，先快速静脉滴注肌苷 2g 加 10% 葡萄糖溶液 40ml 或加 20% 甘露醇 250ml 滴注以增加肾小球滤过及肾小管内液体的渗透性，保护肾脏功能。用心耳钳阻断肾蒂血流，肾周围覆盖冰盐水降温。

4．切开肾脏。沿已标示的段间线剪开肾包膜，用刀柄分离肾实质，显露肾盂及后组肾小盏的漏斗部。

5．取石。按照肾盂造影显示结石与肾盂肾盏的解剖关系，确定肾脏切口位置和长度。切口常不需要与结石等长，往往可以更短一些，只要结石被嵌顿的部分取出后，其余部分即能顺利取出。冲洗肾盂。

6．缝合肾盂及肾包膜。开放肾蒂血流，缝扎活动出血点，创面渗血时则用手指夹持肾脏，压迫 5～10min。用可吸收线连续缝合肾盂切口，并加数针间断缝合。

7．用尖刀在肾盂戳一小孔，放入 10 号导尿管，用生理盐水冲洗肾盂后，拔除导尿管，肾盂切口不缝合。亦可从肾盂小切口放人双 J 管至膀胱内，以提供术后良好的引流和减少尿外渗，一般于 7d 后用膀胱镜取出。留置引流管一根在肾盂旁。

分层缝合腰部切口。

【注意事项】

除做普通肾手术的术前准备外，还应注意以下几点：

1．做尿培养及药敏试验以了解有无泌尿系感染，术前也应用抗生素 3d。如并发感染，须先治疗，待感染控制后手术治疗。

2．曾做逆行肾盂造影者，除加强抗感染外，应于造影 1 周后才施行取石手术。

3．备血 300～600ml。用无菌生理盐水制备冰块。

4．备甘露醇 25g 和肌苷 2g。

（四）肾盂切开气压冲击取石术

【适应证】

适用于巨大肾盂结石、铸型结石、肾内型肾盂和肾大盏结石。

【禁忌证】

1．患有严重尿毒症、酸中毒及血清 K^+ 异常增高者。

2．患有心血管系统疾病、心肺功能不全，不能耐受手术者。

【操作方法及程序】

1．做腰部斜切口，游离肾背侧及肾下极，显露上段输尿管，沿输尿管往上分离，暴露肾盂，充分显露肾窦部肾盂。

2．切开肾盂，用血管钳轻轻钳住结石固定，直视下将气压冲击碎石机的特殊短粗治疗针直接接触结石，连续脉冲冲击将结石分解为数块。

3．用取石钳或血管钳分块取出结石。手指探入肾盂内检查有否残留结石，尽可能显露相应各肾盏，直视下取出结石。

4．肾盂内放入导尿管反复冲洗，确认无残留结石后，用可吸收线间断缝合肾盂切口，放置烟卷引流，分层缝合切口。

（五）肾部分切除术

【适应证】

1．位于肾小盏或上、下极肾盏的结石，不能从肾盂切口钳取，且存在明显的局部复发因素者，应做肾盏切除或肾极切除术。

2．伸入肾盏的肾盂结石，使肾盏被堵塞而高度扩张或存在多发性小结石，不能从肾盂切口钳取者，除做肾盂切口外，尚需要切除该肾盏或肾极。

3．肾脏形态学异常合并结石，常需要同时切除一部分并发结石的、有严重病变的肾脏。如先天性重复肾做半肾切除，先天性蹄铁形肾做峡部切除，先天性肾小盏憩室做憩室切除等。

4．肾结石术后因肾脏本身形成结石的局部因素未获得清除而复发，例如，肾实质的结石形成因素：肾乳头钙化斑，淋巴囊内的钙粒、微结石，肾小管细胞钙颗粒沉着，肾皮质和髓质钙盐沉着等。

【禁忌证】

1．患有严重尿毒症、酸中毒及血清 K+异常增高者。

2．患有心血管系统疾病、心肺功能不全，不能耐受手术者。

【操作方法及程序】

1．做第 12 肋切口，游离肾脏及输尿管上段，游离肾蒂但保留覆盖肾血管的脂肪组织。

2．阻断肾血流及局部低温。方法与步骤见"肾切开取石术"。

3．剥离肾包膜。于肾的凸缘切开肾包膜。剥离及翻转包膜，露出肾实质。

4．切断肾极。参照术前的肾盂造影，确定需要切除的肾盏位置及其与相邻肾盏的解剖关系。切除平面的确定除达到彻底切除病变的肾盏外，应尽可能保留邻近的肾盏及其相应的肾实质。取净结石，冲洗肾盂，剪去残留的肾乳头，以防止术后继续分泌尿液。

5．处理肾盏残端。用可吸收线将肾盏漏斗部连续缝合，并以数针间断缝合加强之。

6．止血。用可吸收线缝扎肾窦部的叶间血管。在结扎了主要血管后，开放肾蒂阻断钳，用手指夹持肾盏以压迫止血，并帮助显示出血点。

7．做肾盂引流切口。由于放置肾造瘘管可诱发感染，除合并肾积脓者外，不应放置肾造瘘管。做一个长约 0.5cm 的肾盂切口冲洗，如回流液体澄清，肾盂切口不予缝合。如肾盂尚有少量出血，可从肾盂切口插入 10 号导尿管冲洗，亦留作术后引流及冲洗之用。

8．覆盖肾断面。用肠线或细丝线将肾包膜折叠缝合。

9．固定肾脏。于肾下方将肾周围筋膜前后两层缝合以支持肾脏，肾盂旁置引流管一根。缝合腰部切口。

（六）肾切除术

【适应证】

1. 合并脓肾、肾功能严重破坏，对侧肾功能良好。

2. 结石引起癌变或癌合并结石。

【禁忌证】

1. 患有严重尿毒症、酸中毒及血清 K^+ 异常增高者，不具备血液净化条件。

2. 患有心血管系统疾病、心肺功能不全，不能耐受手术者。

【操作方法及程序】

1. 体位与切口　患者取侧卧位，可选用第 12 肋下切口，第 12 肋去除切口，第 11 肋间切口。

2. 游离肾脏　先从周围开始，由浅入深逐渐到达肾蒂。在肾上、下极或腹侧，注意有不经肾门直接进入肾实质的异位血管。肾上极与肾上腺紧密粘连，应避免撕破。肾脏全部游离后，轻提下极，即可显露肾蒂。

3. 处理输尿管　在腰大肌前方与脊柱平行处寻找输尿管铷叫行，用 7 号丝线双重结扎远端。沿输尿管向上分离到肾门。

4. 处理肾蒂血管　提起输尿管近端，手指夹持肾动 t 静脉，将肾脏托起；上两把肾蒂钳，在两钳外侧近肾门处切断肾蒂。用 10 号丝线结扎，再用 7 号丝线做贯穿缝扎。

5. 缝合切口　冲洗创面，肾窝留置胶管引流，缝合切口。

（七）肾造瘘术

肾结石积水合并感染成为脓肾，全身情况甚差或>t 侧肾功能损害时，可暂做肾造瘘术，待情况改善后，再制定下一步处理方案。

二、输尿管切开取石术

自从体外冲击波碎石术及经尿道输尿管镜取石术在临床上普及应用以来，开放性输尿管取石的手术已显著减少。但输尿管切开取石术仍占有一定的地位，尤其适用于长期停留的嵌顿结石，输尿管先天性畸形、息肉或狭窄，结石并发难以控制的尿路感染，结石阻塞性无尿症等情况。在未开展或未熟练掌握腔内泌尿外科技术的医院，输尿管切开取石仍然是常规的治疗方法。各地医师可根据当地的设备、技术熟练程度、患者的经济状况、患者的要求或术者的经验以及术者的习惯，选择不同的治疗方法。

【适应证】

1．非手术治疗 2 周，结石未排出者，均建议手术治疗。

2．输尿管结石直径>0.8cm 或表面粗糙呈多角形。

3．结石嵌顿，输尿管发生严重梗阻及上尿路感染或伴有肾盂炎、肾积水、肾功能损害者。

4．肾绞痛而无法控制者。

5．输尿管憩室并发结石。

【禁忌证】

患有心血管系统疾病、心肺肾功能不全，不能耐受手术者。

【术前准备】

1．结石定位。患者于麻醉前先拍摄腹部 X 线片，确定结石位置。如为透 X 线的结石，应先做逆行输尿管造影定位。

2．输尿管下段结石，术前需要留置导尿管。

3．术前清洁洗肠。

【体位与切口】

按结石所在位置选择合适的手术切口及体位：输尿管上段结石一般采用腰部斜切口，结石位置较低时亦可采用腰部直切口；输尿管中段结石一般采用腹部斜切口；下段结石一般采用下腹部斜切口、下腹部腹直肌旁切口或下腹部横切口。

1．输尿管上段的显露腰部切口

(1)患者取侧卧位。

(2)皮肤切口从第 12 肋骨下缘斜向前下方；达髂嵴中点上 3cm 处，切口长度视患者体型及所需游离输尿管的长度面定。

(3)切开背阔肌、腹外斜肌、腹内斜肌及腹横筋膜，避免损伤上缘的肋下神经和下缘的髂腹下神经，将肾周筋膜后层向内侧游离，于靠近脊椎横突处切开肾周筋膜，将腹膜向外方牵开，钝性分离脂肪组织，显露输尿管。

(4)输尿管上段位于肾脂肪囊内，离椎体约 3cm。右输尿管的内侧有下腔静脉、精索或卵巢血管于肾下极内前方跨过输尿管，于其外侧下行。

2．输尿管上段的显露腹直肌旁切口

(1)患者取平卧位，垫高腰部。

(2)于脐旁、腹直肌外缘做一直切口，切开皮肤，皮下组织，腹直肌前、后鞘。

(3)向外侧做腹膜外钝性分离，用手将腹膜及其内脏向内推开，直达输尿管上段。

(4)触到结石后，用组织钳于结石上方阻断输尿管，必要时穿过一根8号导尿管，作为牵引之用，并防止结石上移。

3．输尿管上段的显露上腹部正中切口

本方法适用于双侧先天性肾盂输尿管积水需要同期施行成形手术者，腹膜后纤维增殖症须做双侧输尿管松解及大网膜包裹者。

本方法禁用于患有严重尿毒症、酸中毒及血清K^+异常增高者；患有心血管系统疾病、心肺功能不全，不能耐受手术者。

(1)患者取平卧位，垫高腰部。

(2)做上腹部正中切口，绕过脐部至下腹部。切开腹白线及腹膜，进入腹腔。

(3)于升结肠旁沟切开后腹膜，上达肝曲上方。于结肠后方钝性分离，将其向内侧推开，切开Gerota筋膜（肾筋膜），显示右侧输尿管。

(4)于降结肠旁沟切开后腹膜，上达脾曲。于降结肠后方做钝性剥离，切开Gerota筋膜，显示左侧输尿管。

4．输尿管中段的显露腹部斜切口

(1)患者取平卧位。

(2)皮肤切口由髂前上棘内上方3cm处斜向内下方，长度根据术者经验而定。

(3)切开腹外斜肌腱膜、腹内斜肌、腹横肌及腹横筋膜，向内侧推开腹膜，于腹膜后向内侧游离至椎体边缘，即可显露输尿管。

(4)输尿管中段附着于腹膜后方，位于腰大肌前。右侧输尿管位于回盲部后方，而左侧输尿管则靠近乙状结肠系膜外缘向下行，跨过髂外血管前方而进入骨盆内。

5．输尿管下段的显露下腹部斜切口

(1)术前留置导尿管排空膀胱。

(2)患者取平卧位，头端稍向下倾斜。

(3)皮肤切口由髂前上棘内下方3cm处斜向内下方，与腹股沟韧带相平行，达耻骨联合上缘。

(4)切开腹外斜肌腱膜、腹内斜肌、腹横肌及联合腱膜；切开腹横筋膜，于腹膜后向骨盆方向做钝性分离，将腹膜向前内方牵开，显露输尿管；

(5)输尿管下段贴于盆腹膜后方，由骶髂关节处向下内方呈弧形走向。女性输尿管离膀胱2cm处有子宫血管在其前方跨过，男性则有输精管跨过。

【操作方法及程序】

1．根据输尿管结石的部位确定切口。切开腰部或腹部各层组织，于腹膜后进行游离，到达输尿管部位。用手指探查，触到结石后，将输尿管轻轻提起，游离结石部位的输尿管后壁，纵行切开输尿管，将结石钳出。

2．从输尿管切口探查远侧管腔，注意有无残留结石、息肉或其他病变存在。用8号或者10号导尿管经输尿管切口向下插入至输尿管下端或膀胱内，经此管口注入生理盐水，检查切口下方的输尿管腔有无堵塞及狭窄。

3．用可吸收线将输尿管切口间断缝合，缝线不穿透黏膜。用细丝线缝合脂肪组织覆盖于输尿管切口。

4．输尿管切口旁置引流管。施行上段取石术时须将肾周筋膜切口缝合。用丝线分层缝合腰部或腹部切口。

【注意事项】

1．处理原则。

(1)一侧肾结石，对侧输尿管结石，先处理输尿管结石。

(2)双侧输尿管结石，先处理梗阻严重的一侧；条件许可，可同时取出双侧结石。

(3)双侧输尿管或孤立肾、输尿管结石引起急性完全性梗阻无尿时，在明确诊断后及时手术。如病情严重不能耐受手术者，可试行输尿管插管或经皮肾造瘘引流尿液，待情况改善后再处理结石。

2．手术区引流。输尿管切开后，切口处必须放置引流管，引流管于术后3~5d拔除，更换凡士林纱布引流。

3．术后使用抗菌药物防治感染。靠近膀胱的输尿管下段结石，在取石手术后需要留置膀胱尿管3~7d。

二、结石耻骨上膀胱切开取石术

膀胱结石的手术治疗必须遵循两个原则：一是取净结石；二是纠正形成结石的原因和诱因。如合并前列腺增生、膀胱异物和憩室、尿道狭窄，可在取石时一并处理；合并感染、代谢紊乱和营养失调者，取石后应做进一步处理。膀胱结石巨大，反复感染者，须注意肾功能情况。成年患者如无合并其他梗阻性病变，结石直径不超过 3cm，可施行经尿道膀胱碎石术，如膀胱碎石钳碎石、液电碎石或气压弹道碎石，其他情况则需要施行耻骨上膀胱切开取石术。

【适应证】

1．儿童患有膀胱结石。

2．巨大的膀胱结石不宜采用经尿道膀胱碎石者。

3．膀胱结石合并前列腺增生、尿道狭窄、膀胱颈挛缩及膀胱憩室者，在做取石手术的同时，应矫正梗阻性病变。

4．围绕膀胱异物的结石。

【禁忌证】

急性膀胱感染未被控制者。

【操作方法及程序】

1．术前合并感染者，应先使用抗菌药物控制感染，必要时留置导尿管持续引流膀胱。合并其他梗阻性疾患，估计施行较复杂手术者，备血 300～600ml。

2．手术野皮肤消毒后插入导尿管，将生理盐水 150ml 注入膀胱内。

3．患者取平卧位。做下腹部正中或弧形切口，切开腹白线，分开腹直肌及锥状肌，将腹膜反折部向上推开，露出膀胱壁。

4．切开膀胱。用两个组织钳钳夹膀胱顶部并提起，用弯血管钳于其间戳穿膀胱壁，撑开戳孔，并将创口向两侧慢慢撕开，将切口扩大。

5．取石。将左手示指伸入膀胱，固定结石，放入取石钳，触到结石后张开钳子，取出结石。取石时注意避免损伤膀胱黏膜，并检查结石是否完整，是否已取尽。

6．探查。用手指探查膀胱，注意有无结石残留，有无梗阻性病变存在。冲洗膀胱，取净血块和碎石。

7．放置引流管。一般可留置双腔导尿管。如膀胱黏膜有损伤，未能彻底止血者，则应留置三腔导尿管，以备术后行膀胱冲洗用。合并膀胱感染者，尤其是儿童患者，若导尿管细而引流不畅，可放置耻骨上膀胱造口管。

8．缝合。用可吸收线做膀胱切口的荷包缝合或间断缝合，并用丝线或肠线于其外缝合膀胱周围筋膜及浅肌层。从导尿管注入生理盐水100～150ml，检查膀胱缝合口有无漏液。膀胱前间隙放置橡皮条或烟卷引流，缝合腹壁切口。

【注意事项】

1. 术后保持导尿管通畅，如有明显血尿，应用生理盐水间歇或持续点滴冲洗膀胱。伤口的引流物于术后48h拔除。术后7d拆线，导尿管于术后7～10d拔除。如留置膀胱造口管，则于术后10～14d拔除。使用抗菌药物防治感染。

2. 感染引起的继发性大出血多于术后5d左右发生，此时需要用少量生理盐水反复冲洗膀胱，将血块吸出，必要时在200ml冲洗液内加入肾上腺素1mg，以帮助止血。当膀胱排空后，出血常可自行停止。如用上述方法无法排空膀胱及制止出血，即须施行手术探查，清除血块，缝扎膀胱切口的出血点，膀胱黏膜的广泛渗血则用热盐水纱布压迫止血。停留导尿管及膀胱造口管，缝合膀胱切口。术后用生理盐水持续点滴冲洗及引流膀胱，并使用两种抗菌药物控制感染。

3. 膀胱切开取石后并发腹壁伤口漏尿，应留置导尿管持续引流膀胱，瘘孔一般于2～4周后愈合。如长期不愈合，可施行手术修补瘘孔，若有其他梗阻性病变存在，亦应同时矫治。靠近膀胱颈部的瘘孔，若因膀胱壁纤维化增厚，缝合有张力，耻骨后有死腔形成，可切取一块带血管蒂的腹直肌瓣填塞耻骨后间隙，以加强"屏障"。

4. 巨大膀胱结石，尤其是结石嵌顿于膀胱三角区，长期堵塞膀胱颈并压迫输尿管口时，有可能引起上行性输尿管肾积水、感染及肾功能损害，此种患者在施行取石手术后，输尿管口及壁段输尿管可能会出现充血、水肿，甚至发生梗阻性无尿，对于此类患者，术中应将输尿管导管插至双侧肾盂引流尿液。此外，确保尿液引流通畅，术后密切注意维持水、电解质平衡和酸碱平衡。

四、尿道结石尿道切开取石术

尿道结石多数来自上尿路，少数结石在尿道狭窄部近侧或尿道憩室内形成。小的前尿道结石可自行排出或在注入液状石蜡后挤出。前尿道结石在注入液状石蜡后可用钳子、镊子将结石夹出，操作应尽量轻柔，避免严重损伤尿道。后尿道结石可用尿道探条将结石推入膀胱后再行各种碎石治疗。

在已熟练掌握腔内泌尿外科技术的医院，不论尿道结石的大小，尿道结石的部位均可采用输尿管镜或尿道镜碎石取石，还可同时处理尿道病变。

现代泌尿外科很少采用开放手术的方法治疗尿道结石。值于舟状窝的结石，不能取出者，可在尿道外口腹侧做纵行切开，取出结石；阴茎部尿道结石要避免尿道切开取石，以免形成尿瘘，若必须在阴茎部切开尿道取石者，尿道内不留置导尿管，而做膀胱造口使尿流改道；球部尿道结石以于会阴部切开尿道取石较安全，术后一般不致发生尿道瘘或尿道狭窄；后尿道结石嵌顿已久者可切开会阴部或经膀胱切开后尿道取石。合并尿道憩室或尿道狭窄者，在手术时可一并处理。

【适应证】

1 嵌顿于前尿道的结石，无法经尿道施行取石手术，在良好麻醉下又不能将其推回膀胱或经腔镜取石者。

2．位于尿道狭窄部近侧或尿道憩室内的结石。

【禁忌证】

尿道感染未被控制者。

【操作方法及程序】

1．术前常规备皮。位于尿道球部的结石，须于术前灌肠。

2．采用腰麻。尿道阴茎部的结石采用平卧位，尿道球部的结石采用吊腿卧位。

3．结石位于尿道球部憩室内，应做会阴部倒"Y''形切口。于中线切开球海绵体肌及扩张的尿道壁，显露结石。

4．用手指夹持憩室，将结石挤出。用金属尿道探子探查尿道有无狭窄。

5．剥离多余的憩室壁，并将其切除，留下约 2.5cm 宽的尿道壁。用生理盐水反复冲洗创面。

6．将尿道壁围绕 18 号导尿管，用 3-0 号铬制肠线将创缘连续或间断缝合，重建尿道。

7．用细丝线缝合尿道周围的组织。伤口放置橡皮条引流，缝合会阴部切口。

8．做耻骨上膀胱造口。尿道内不留置导尿管。

9．术后进流质饮食 1d，低渣半流质饮食 4d。使用抗生素防治感染。术后 24h 拔除会阴部切口的引流物。术后 9~14d 夹住膀胱造口管，如排尿通畅，可拔除膀胱造口管。

第三节 经皮肾镜碎石取石术

【适应证】

1．广义地讲，所有不能排出的肾结石都是 PCNL 的适应证。由于 ESWL 的广泛应用，目前，PCNL 主要用于不适合应用 ESWL 或应用 ESWL 治疗效果不好的结石患者。

2．铸型结石或多发结石可以先行 PCNL，残余结石再行 ESWI。

3．开放手术取石术后残留结石，手术中可以留置肾造瘘管，术后经造瘘管进行取石碎石术。

4．孤立肾、蹄铁形肾和移植肾结石，有经验的医师可以行 PCNL。

5．有症状的肾盏憩室内结石、基质结石和胱氨酸结石。

6．第 4 腰椎水平以上的输尿管结石。梗阻时间长合并肾稷永-，ESWL 和输尿管镜手术不成功者，可以考虑行 PCNL。

7．肾结石合并肾盂输尿管连接部狭窄，可以碎石取石与肾盂输尿管连接部切开取石同时进行。

【禁忌证】

1．全身性出血性疾病未控制、重要脏器患有严重疾病不适合手术和传染性疾病活动期的患者。

2．身体严重畸形，不能保持 PCNL 体位者。

3．过度肥胖，皮肤到肾脏的距离超过穿刺扩张器的长度者。

4．肾内或肾周围急性感染未能有效控制或合并有肾结核者。

5．脾脏或肝脏过度肿大，穿刺建立通道过程中有可能引起损伤的患者。

6．糖尿病或高血压未纠正者。

【操作方法及程序】

1．术前准备

(1)术前明确诊断。常规做腹部平片(KUB)和静脉尿路造影(IVU)检查，阴性结石加做 B 超或 CT 检查。

(2)常规做术前检查，包括血常规，尿常规，尿培养，血电解质，血糖，凝血功能和心、肺、肝、肾功能检查。有条件的单位做24h尿液的钙、磷、尿酸、草酸、胱氨酸、枸橼酸、镁、钾和肌酐检查，做血钙、磷、尿酸和甲状旁腺激素检查，查找结石的病因。患者如果排出过结石，做结石分析。

(3)术前交叉配血并备血400nd。术前1d做肠道准备，常规备皮。术前禁饮水。

2．麻醉

(1)常用连续硬膜外麻醉，如果术中要进行输尿管插管，加用腰麻。

(2)上述麻醉效果不好或不适合采用上述麻醉者，可以考虑全身麻醉。

3．体位

(1)常用俯卧位，腹部垫高使腰背成一水平面。

(2)也可以选择侧卧位或向健侧斜300卧位，根据术者的操作习惯决定。

4．手术步骤

(1)患者首先取截石位，用膀胱镜向患侧输尿管内插入输尿管导管，将导管固定在导尿管上，改俯卧位。

(2)选择腋后线到肩胛线之间肋缘下或第11肋间隙为穿刺点，在C形臂X线机或B超的引导下，用18G肾盂穿刺针穿刺，穿刺方向朝向结石或准备进入的肾盏，与水平面成300～600角，进入肾盂或肾盏后，拔除针芯，可见尿液流出，可以经输尿管导管注入生理盐水或20%复方泛影葡胺，方便穿刺并证实穿刺针在集合系统内，同时可以观察结石与集合系统的位置关系。

(3)通过穿刺针鞘放入导丝，最好能够插入输尿管腔内，插入肾盂或肾盏内5-10cm。用小尖刀沿穿刺针切开皮肤和筋膜，退出针鞘留下导丝。

(4)沿导丝用扩张器进行扩张，注意保持导丝拉直有一定的张力，可以选用筋膜扩张器、金属同轴扩张器和气囊扩张器。由Fr8开始，逐渐扩张，每次增加2号，保持每次扩张深度相同，可以在X线透视下了解扩张器的深度。目前，常用微造瘘PCN，扩张至Fr14～Fr18即可，传统PCN需要扩张至Fr24～Fr34。最后把操作鞘扩入肾盂。留置导丝，并由助手专门扶住操作鞘，以免术中导丝或操作鞘脱出。

(5)经操作鞘放入相应型号的肾镜（微造瘘可以选用输尿管镜），灌注泵持续灌洗，流量200～350ml/min．压力≤2.94kPa(30cmHz0)，操作鞘出水通畅时，流量和压力稍有增加，视野更清晰，但要注意水吸收过多或外渗。观察到结石后，使用气压弹道碎石机、钬激光或超声碎石机进行碎石，将结石碎成小块随灌洗液冲出，稍大结石用取石钳取出。根据术前造影显示的肾盏情况，详细检查各肾盏，如无结石残留，经操作鞘放入比操作鞘小 2 号的肾造瘘管，缝合固定。

(6)术中如果有较多出血时，应该及时终止手术，留置肾造瘘管，待 3～7d 后再行二期手术。肾镜无法达到的肾盏有残留结石时，不必勉强取，可以 1～2 周后行 ESWL 处理或用软性肾镜进行取石碎石术。术中如果操作鞘脱出，可沿导丝放入肾镜，或镜下寻找原通道放入肾镜，不成功则需要重新造瘘。

【术后处理】

1．术中应用抗生素，术后继续应用 3~5d，根据情况可以使用 1～3d 止血药物（多数不用），如果术后出现发热，注意及时退热。肠蠕动恢复后恢复饮食。

2．术后卧床 3d，做 KUB 或 B 超检查显示无残留结石，可以拔除导尿管、输尿管导管和肾造瘘管，2 周内尽量减少活动。

【并发症和处理】

1．术中出血　术中出血影响操作时，可以暂停手术，封闭操作鞘，使用止血药物，必要时输血，10～20min 后再行手术。如果出血不能停止，应该终止手术，留置肾造瘘管，并夹闭 30～60 min，待二期再行 PCN。

2．肾集合系统损伤　肾盂和肾盏的黏膜损伤一般不严重，出血多能自行停止，在肾穿刺扩张时，注意宁浅勿深，碎石时要视野清晰，与黏膜始终保持一定的距离，肾盏结石不易暴露时，不必勉强，以免损伤盏颈血管。碎输尿管结石时，注意不要暴力进入输尿管，可以沿输尿管导管逐渐进入，以免损伤输尿管。

3．术中寒战　由于结石合并感染、灌注液压力高造成细菌或毒素进入血液，引起菌血症或毒血症，导致患者出现寒战—注意术中应用抗生素，灌洗液压力不要过大，注意出水通畅，定期取出肾镜放水，一旦出现寒战，可以静脉推注 10～20mg 地塞米松，注意灌洗液的加温和手术室保暖。

4．术中邻近脏器损伤　术中胸膜损伤可能与穿刺点选择过高有关，穿刺时注意不要过高，在呼气末屏气后进针，能够减少胸膜损伤的机会，如果出现液气胸，需要放置胸腔闭式引流。肝、脾和结肠损伤的机会不大，术前注意有无肝脾大，手术操作时注意穿刺和扩张不要太深，必要时辅以 x 线或 B 超等检查，避免肝脾结肠的损伤，一旦出现损伤，须行开放手术。

5．术后出血　少量出血多数是由于输尿管导管和肾造瘘管刺激或术中的轻微损伤造成的，无须处理。大量出血可能是由于假性动脉瘘或动静脉瘤形成，应及行放射介入做高选择性肾动脉栓塞止血。。

6．肾盂输尿管连接部狭窄　手术中如果损伤肾盂输尿管连接部，术后可能引起狭窄，如果出现损伤，应留置双 J 管，定期复查，如果出现狭窄，可以行肾盂输尿管内切开。

第四节 输尿管镜碎石取石术

【适应证】

1．中下段输尿管结石，保守治疗无效。

2．上段输尿管结石，ESWL 无效，或停留时间比较长，可能有输尿管水肿、结石嵌顿。尽量原位碎石取石，必要时将结石用灌注液冲回肾盂，留置输尿管支架管再行 ESWL 或 PCN。

【禁忌证】

1．全身性出血性疾病未控制、重要脏器患有严重疾病不适合手术和传染性疾病活动期的患者。

2．结石远端输尿管狭窄，无法用输尿管镜同时解决。

3．尿道狭窄扩张不成功。

4．患有泌尿系统急性感染性疾病，须先行控制。

5．身体严重畸形，不能摆截石位；患有前列腺增生，硬镜无法观察到输尿管口，可以考虑用软性输尿管镜。

6．女性月经期。

【操作方法及程序】

1．术前准备

(1)术前明确诊断。常规做 KUB 和 IVU 检查，必要时做逆行造影协助诊断，阴性结石加做 CT 检查。

(2)常规做术前检查，包括血常规，尿常规，尿培养，血电解质，血糖 t 凝血功能和心、肺、肝、肾功能检查。有条件的单位做 24h 尿液的钙、磷、尿酸、草酸、胱氨酸、枸橼酸、镁、钾和肌酐检查，做血钙，磷、尿酸和甲状旁腺激素检查，查找结石的病因。患者如果排出过结石亦做结石分析。

(3)术前 1d 肠道准备，常规备皮。术前禁饮水。

2．麻醉

(1)常用腰麻或连续硬膜外麻醉。

(2)上述麻醉效果不好或不适合采用上述麻醉，可以考虑全身麻醉。

3．体位　常用截石位，双下肢尽量下垂，使输尿管口与尿道外口处在一条直线上。

4．手术步骤

(1)常规会阴部消毒、铺巾，用 0.3%稀释碘伏冲洗尿道，经尿道放入膀胱镜，找到输尿管开口，逆行插入导丝或输尿管导管，注意不要太深，以免推走结石。输尿管口如果比较紧，可以用金属橄榄头扩张器或用气囊导管先行扩张，从 Fr6 扩张到 Fr12;也可以先行留置输尿管导管或双 J 管，3d 后再行输尿管镜操作。由于现在应用的输尿管镜头端为 Fr8 或者更细，常常不需要扩张即可直接放镜。

(2)拔出膀胱镜，留置导丝或输尿管导管，沿导丝或导管经尿道口放入输尿管镜至膀胱，常用镜直径为 Fr8/9.8，找到输尿管口后，将输尿管镜沿导丝或导管贴近输尿管开口，灌注泵稍微加大压力，冲开输尿管口，用镜尖挑起导丝或沿导丝表面滑入输尿管口，输尿管口有时比较紧，可以沿导丝稍微用力或旋转镜体使输尿管镜进入输尿管。

(3)在放输尿管镜的过程中，导丝要始终在视野中，输尿管管腔要尽量在视野中央。输尿管镜进入输尿管后，尽量减低灌注泵的注水压力，以免将结石冲走。进镜要慢，有时镜体将黏膜搓起，放镜时阻力增大，可以稍微退镜并轻摆镜体，然后再进镜。盆腔段输尿管由于骶骨作用，放镜时有"爬坡"的感觉，男性患者由于骶骨岬更向前突，"爬坡"更明显，可以下压镜体逐渐进入。跨越髂血管处可见血管搏动。

(4)沿导丝找到结石，小结石可以用取石钳或套石篮直接取出，大结石需要用气压弹道碎石机、超声碎石机或钬激光将结石击碎，3mm 以下的结石碎屑可以待其自行排出，大结石可以用取石钳取出，应该尽量减少进出输尿管的次数。结石下方有增生的肉芽组织时，可以先用钬激光或用活检钳将其切除，或直接击打结石使其向上方稍移位，以便于操作。如果输尿管镜放入困难，不要勉强，尽早结束手术，改用其他方法处理结石。

(5)结石处理完毕后，退出输尿管镜，直视下沿导丝放入双J管，1个月后拔除。如果输尿管损伤很轻微，也可以留置输尿管导管，3~7d后拔除¨留置导尿管，3~7d后拔除。

【术后处理】

1．术中应用抗生素，术后继续应用3~5d，肠蠕动恢复后恢复饮食。

2．做KUB检查有无残留结石，双J管1个月后拔除，导尿管和输尿管导管3~7d后拔除。

【并发症和处理】

1．输尿管黏膜损伤　一般较轻，有少量出血，可以继续处理结石，术后留置导管后可以很快愈合，一般不造成输尿管狭窄。输尿管镜操作时动作要轻柔，尽量减少损伤。

2．输尿管穿孔　常由于用力插导管或导丝引起，当输尿管镜视野中没有管腔和导丝时，强行放镜也容易造成输尿管穿孔。术中发现输尿管穿孔后，尽量减少注水冲洗，尽快结束手术，一般术后留置导管后可以愈合。

3．输尿管黏膜撕脱或输尿管断裂　是输尿管镜最严重的并发症，小的黏膜撕腕(<5mm)可以先留置导管观察，否则需要立即开放手术，视损伤部位和长度采用输尿管膀胱吻合术、肠代输尿管或自体肾移植术。损伤一般出现在试图钳夹或套石篮套较大结石时，因此，较大结石应该先碎石。

4．术后发热和感染术后发热较常见，对症处理后可缓解。但有输尿管梗阻并感染或肾积脓时，术中冲水压力大或手术时间长，可以引起中毒性休克和尿源性败血症。如果术前有感染，应尽量控制感染后再行输尿管镜手术，必要时可先行肾造瘘。术中和术后注意使用敏感的抗生素。

5．术后肾绞痛　由于术中冲水压力过大尿液外渗、输尿管水肿或血块阻塞输尿管所致，对症处理后可很快缓解。

6．输尿管狭窄或闭锁　主要由于输尿管壁的损伤造成，术中应该尽量避免输尿管损伤。

7．膀胱输尿管反流　偶有发生，如果不伴有尿路感染无须处理。

第五节 腹腔镜输尿管切开取石术

一、经后腹腔途径腹腔镜输尿管切开取石术

【适应证】

1 输尿管中、上段单个结石，直径>1.5cm，经 ESWL 治疗无效或输尿管镜取石失败者，或因结石太大需要行多次 ESWL 或输尿管镜治疗。

2．出现结石嵌顿致输尿管严重梗阻、输尿管黏膜水肿、结石周围息肉包裹或上尿路感染等情况者。ECT 或其他检查显示结石梗阻侧肾脏仍有功能。

3．输尿管严重纡曲，不宜做输尿管镜者。

【禁忌证】

1．有腹部或腰部手术史，腹腔或后腹腔严重粘连者。

2．有其他腹腔镜手术禁忌证者。

【操作方法及程序】.

1·术前准备 手术前晚清洁灌肠，使肠管空虚。术前拍摄 X 线片做结石定位并留置导尿管。

2．麻醉 采用气管插管全身麻醉。

3．患者体位 侧卧位。

4．手术步骤

(1)后腹腔的建立和 Trocar 放置：在腋中线 12 肋下、髂嵴上切开皮肤约 3cm，钝性分离肌肉，用钳尖穿破腰背筋膜进入腹膜后间隙，用手指将腹膜向前推开后，置入水囊，注水 300～500ml 扩张腹膜后间隙，水囊扩张 5min 后取出。再次经切口伸入手指，探查扩张后的间隙，推开腹膜，并在手指引导下 t 分别在腋前线髂前上棘水平、肋腰点插入 lOmm.5mm Trocar，切口内插入 lOmm Trocar。必要时在腋前线肋缘下插入 Srnm Trocar。腹膜后腔内注入二氧化碳，使气腹压达 1.73～

2．OkPa(13～15mmHg)。老人和儿童气腹压适当降低。

(2)游离输尿管：在腰大肌前方切开肾筋膜后层，在肾下极和腰大肌内侧寻找输尿管。先在结石上方游离输尿管，防止结石移动进入肾盂。腹腔镜下可见输尿管结石所在部膨大，用钳夹时质地较硬可以证实是输尿管结石。

(3)取出结石：用无创抓钳固定结石及输尿管，用电钩或胆管切开刀切开结石上 2/3 输尿管管壁，用电钩剜出结石或用取石钳取出结石。结石可经下腹壁 10mm Trocar 取出，如较大，可先置入拾物袋，术毕经下腹壁 Trocar 处切口取出泌尿外科分册

(4)放置输尿管支架管：检查输尿管切口处有无炎性肉芽组织，如有，将其切除送检。经输尿管切口放置双 J 管。亦可在手术前或手术结束时经膀胱镜或输尿管镜放置输尿管支架管。

(5)缝合输尿管切口：输尿管切口用 3-0 无创可吸收线或肠线缝合，一般缝合 3 或 4 针即可。

(6)结束手术：将气腹压降到 0.7kPa (5mmHg)，检查无出血，拔出下腹壁 10mm Trocar，经其切口放置腹膜后腔引流管，拔除各 Trocar，缝合截口，结束手术。

二、经腹腔途径腹腔镜输尿管切开取石术

【适应证】

同"经后腹腔途径腹腔镜输尿管切开取石术捧。

【禁忌证】

同"经后腹腔途径腹腔镜输尿管切开取石术''。

【操作方法及程序】

1．术前留置导尿管，患者取侧卧位。

2．在脐水平腹直肌外缘切开皮肤，长约 3cm，钝性分离进入腹腔后，插入 10mm Trocar。注入二氧化碳建立气腹，压力为 1.6kPa(12mmHg)。

3．在电视监视下，分别于锁骨中线髂前上棘水平、锁骨中线肋弓下插入

5mm、10mm Trocar。必要时可在腋中线肋弓下插入 5mm Trocar，供助手协助暴露。

4．沿 Toldt 线切开侧腹膜，将结肠翻向内侧。切开肾筋膜，在腰大肌前方我到输尿管和结石后，按本节"一"中手术步骤(3)的方法进行操作。

5．输尿管中、上段结石最好选择腹膜后腔入路，避免尿液漏入腹腔引起尿性腹膜炎。如果行经腹腔入路，术中必须放置输尿管支架管（外、内支架管均可），并缝合关闭输尿管切口。术毕输尿管旁留置引流管。

6．术后第 2 天开始进流质饮食。导尿管于术后第 2 天拔除。24h 引流物少于 10ml 后，可拔除腹腔或腹膜后引流管。术后 1 周左右患者可以出院。双 J 管可在

术后 2 周至 1 个月拔除。

【注意事项】

1. 尿漏 一般 1 周左右能自行停止，如漏尿量大、时间长，多有输尿管支架阻塞，应注意保持通畅或调整支架管位置。如支架管拔除后出现持续腹痛或腰痛，多为尿漏所致，应尽快施行输尿管插管引流。

2. 输尿管狭窄 术中关闭输尿管切口时缝合不要太密。若术中游离输尿管长度较大，手术结束时应将输尿管复位。术后出现输尿管狭窄可定期做输尿管气囊扩张术或输尿管端端吻合术。

3. 穿刺口出血及脏器损伤 拔出 Trocar 前先用腹腔镜检查戳口周围有无出血。全层缝合关闭戳口。放置 Trocar 时避免损伤肠管。术中辨清解剖结构，合理使用电凝器止血。

第十六章 前列腺增生治疗术

一、耻骨上经膀胱前列腺切除术

【适应证】

前列腺增生引起膀胱出口梗阻，符合下列各项之一者：

1. 并发膀胱结石和（或）膀胱憩室。

2. 并发尿路感染。

3. 并发上尿路积水和（或）肾功能减退。

4. 并发反复血尿。

5. 反复尿潴留。

6. 有中到重度下尿路症状（按 IPSS 评分计算），药物治疗无效或疗效不满意，患者选择手术治疗。

7. 残余尿量明显增多($\geqslant$60ml)和（或）最大尿流率显著下降<10mlls。

【禁忌证】

1. 各种原因引起之神经源性膀胱和（或）逼尿肌严重受损。

2. 患有严重心、脑血管疾患，心肺功能严重受损。

3. 凝血功能明显障碍。

【开放操作方法及程序】

1. 患者取平卧位，行硬膜外麻醉或全身麻醉。

2. 做下腹部切口，切开膀胱。

3. 切开膀胱颈黏膜，用示指钝性分离并摘除增生之前列腺中叶及双侧叶。

4. 用电凝或可吸收线缝合前列腺窝出血点。

5. 用 2-0～3-0 可吸收线将前列腺窝前缘横行缝合数针，适当缩小膀胱颈口。

6. 经尿道置入 F22 号三腔导尿管。将水囊注水 30~40ml，然后牵引导尿管，使水囊压于膀胱颈口内，特膀胱与前列腺窝隔离。

7. 用可吸收线严密缝合膀胱（可行膀胱造口）。

8. 在耻骨后放置引流管后关闭腹壁切口。

【注意事项】

1. 尿路梗阻致肾功能受损者，术前需要充分引流尿液，待肾功能改善后再行手术治疗。

2. 术中前列腺摘除、置入三腔导尿管后，应尽早利用三腔导尿管行膀胱持续灌洗，避免血块形成，堵塞管道。

3. 术毕适当牵引三腔导尿管并妥善固定。

二、经尿道前列腺切除本

【适应证】

同"耻骨上经膀胱前列腺切除术"。

【禁忌证】

同"耻骨上经膀胱前列腺切除术"。

【操作方法及程序】

1. 行硬膜外麻醉或全身麻醉，患者取膀胱截石位。

2. 经尿道置入经尿道电切镜。

3. 观察后尿道膀胱情况。

4. 按不同方法有序地行前列腺电切，切除增生的前列腺组织。

5. 仔细电凝止血。

6. 用膀胱冲洗器清除膀胱内的组织碎片及血块。

7. 最后检查确认创面无活动出血、膀胱内无残留组织碎片及血块后，取镜并立即置入 F20~F22 三腔导尿管，水囊适量注水后持续冲洗膀胱。

【注意事项】

1. 装有心脏起搏器的患者，术中应加强心电监护。高频电刀应放置在距患者 0.5m 以外，电极板置于患者下肢。

2. 术前有尿路感染或留置导尿管者，手术开始前可用消毒剂(如 1‰苯扎溴铵或艾力克)50ml经尿道直接灌入膀胱。

3．术中自始至终应以精阜作为局部解剖标志，避免尿道外括约肌损伤。

4．为预防TUR综合征，术中灌洗：尿道压超过5：9kPa(60cmH2 0)，避免前列腺包膜穿孔及静脉窦切开，避免手术对间过长；必要时术中、术后静脉滴注适量高渗氯化钠溶液（3%～5%浓度）。

5．经尿道前列腺电气化(TUVP)及经尿道前列腺气化切除(TUVRP)的基本原理与经尿道前列腺切除术(TURP)相似，亦应参照本"规范"施行。

第十七章 泌尿、男生殖系统肿瘤治疗术

第一节 肾肿瘤治疗术

一、根治性肾切除术

【适应证】

1. 局限性肾癌，无明确远处转移者。

2. 伴有肾静脉、下腔静脉瘤栓，无远处转移者。

3. 肿瘤侵犯邻近器官，无远处转移，估计可彻底切除者。

4. 肿瘤已有转移，但可彻底切除转移灶或拟进行生物治疗者。

【禁忌证】

1. 晚期肿瘤，已有全身广泛转移。

2. 肿瘤侵犯邻近器官，手术难以切除局部肿瘤。

3. 有严重的出血性疾病。

4. 重要器官患有严重疾病或患者营养状况很差，难以耐受手术。

【操作方法及程序】

1. 手术切除范围 包括患肾、肾脂肪囊及肾周筋膜、上段输尿管、可能或已经受累的肾上腺、区域淋巴结。

2. 选择切口 酌情选用腰切口、腹部切口或胸腹联合切口。

3. 处理肾蒂 尽量先结扎患肾动脉或肾蒂,估计肾切除困难者亦可于术前48h内行肾动脉栓塞术。

4. 切除肾脏　尽量在肾周筋膜外分离，切。断上段输尿管，保留或切除同侧肾上腺，整块切除肾、肿瘤、肾脂肪囊驶肾蒂淋巴组织。

5. 清除淋巴结　清除肾蒂残端附近的区域淋巴结。

6. 处理静脉瘤栓如有肾静脉瘤栓，在瘤栓近端结扎肾静脉即可完整切除肿瘤。如瘤栓长入下腔静脉，应视瘤栓扩展范围确定手术方案。必要时应请血管外科或心血管外科专家参加手术。

【注意事项】

1. 术前应明确肿瘤的临床分期，了解有无静脉瘤栓、淋巴结转移；酌情备血。

2. 术前不能确定肿瘤是肾癌或肾盂癌时，术中应进行冷冻切片明确诊断，再决定手术切除范围。

3. 术后给予抗生素预防感染，给予静脉输液、支持治疗，根据病理检查结果酌情给予生物治疗。

二、肾肿瘤剜除术

【适应证】

1. 解剖性孤立肾（即单肾）肿瘤和功能性孤立肾（即对侧肾已因疾病功能明显减退或不全）肿瘤，剜除肿瘤后仍可留有足够肾组织维持机体代谢。

2. 肾恶性肿瘤位于一极或肿瘤直径<4cm，对侧肾功能受到潜在疾病影响者。

3. 肾脏的良性肿瘤。

4. 双侧肾癌

【禁忌证】

1. 肾肿瘤已有淋巴结转移或远处转移。

2. 肾肿瘤散在多发或剜除后肾组织保留不足者。

3. 年老体衰、严重贫血、营养不良、有出血倾向者。

【操作方法及程序】

1. 显露肾脏及肾动脉酌情采用局部低温、阻断肿瘤供应区的肾动脉分支。

2. 剜除肿瘤　在肿瘤表面环切肾包膜及表层肾组织，再用刀柄及手指剥离、剜除肿瘤。

3. 处理残腔缝合出血点及受损的肾盂肾盏，用抗癌药或蒸馏水浸泡创面，填入止血海绵、肾周脂肪等。

【注意事项】

1．术前备血、备无菌冰块（局部低温）及抗癌药。

2．术中剜除肿瘤时应在肿瘤包膜外剥离，不要剥破；恢复肾血流后立即静脉滴注甘露醇、呋塞米（速尿）。

3．术后应预防感染，警惕继发性出血和尿瘘。

三、腹腔镜肾切除术

【适应证】

1．良性肾肿瘤。

2．T1-2期的局限性恶性肾肿瘤，熟练者可放宽于T3.

【禁忌证】

1．晚期远处转移肾肿瘤。

2．有感染、创伤或手术史，肾周粘连较重者。

3．年老体衰、严重贫血、营养不良、有出血倾向者。

【操作方法及程序】

1．行气管插管全身麻醉；患者取侧卧位（经腹膜后腔途径）。

2．建立腔隙与放置套管。用气腹针向腹膜后充气或戳孔以手指扩张腹膜后，再以水囊导管扩张建立腹膜后腔；在腹腔镜监视下插入2或3个器械套管。

3．切除肾脏。沿腰大肌分离肾脏背侧直至肾门，解剖出肾血管，用血管自动缝合切开器处理肾蒂；分离肾前面及下极，游离、切断输尿管；分离肾上极，酌情处理肾上腺；将肾脏放入标本袋，扩大切口或粉碎后取出。

4．检查有无出血或意外损伤，窥视下插入引流管，放气后拔出套管。

【注意事项】

1．术前备血、做肠道准备、留置胃管及导尿管。

2．术中始终保持视野清晰，有出血点及时处理，时刻警惕避免损伤邻近器官。

3．术后应用抗生素预防感染；24～48h可下床活动。

第二节 单纯性肾囊肿治疗术

一、经皮肾囊肿穿刺术

【适应证】

1．体积中等或偏小的肾囊肿。

2．需要抽取囊液化验，以排除恶变的肾囊肿。

【禁忌证】

1．体积较大的肾囊肿。

2．有明显出血倾向者。

【操作方法及程序】

1．麻醉与体位 行局麻，俯卧位。

2．穿刺囊腔 用附有穿刺定位探头的B超仪选择穿刺点，在B超监视下将针刺入囊肿中心。

3．抽吸囊液 缓慢抽出囊液，记录囊液的量及色泽，留取囊液化验。

4．注入硬化剂 良性肾囊肿可注入化学硬化剂（如无水乙醇），注入量为抽出液量的1/4，保留10～20min后抽出。

【注意事项】

1．穿刺时采用B超实时监视，避免损伤邻近器官。

2．尽量抽净囊液，以免稀释硬化剂，影响疗效。

3．疑有恶变的肾囊肿不要注入硬化剂，待确诊后行手术治疗。

4．术后应用抗生素预防感染。

二、肾囊肿去顶术

【适应证】

1．体积偏大的肾囊肿。

2．复杂性肾囊肿（指伴有钙化、出血或感染），尤其是疑有恶变的肾囊肿。

【禁忌证】

年老体衰、严重贫血、营养不良、有出血倾向者。

【操作方法及程序】

1. 显露肾囊肿 经腰切口显露肾脏及囊肿。

2. 切除顶部囊壁 吸出囊液，距正常肾实质 2mm 左右剪除肾囊肿的顶部囊壁。

3. 处理囊肿切缘 如切缘薄而缺血，可用电刀凝固止血；如切缘较厚，则用可吸收线连续锁边缝合，预防出血。

【注意事项】

1. 囊肿去顶后应仔细检查囊肿内壁，如有异常，立即取活检。

2. 囊肿内壁可以使用无水乙醇等药物涂抹，争取减少术后囊液分泌。

3. 术后应用抗生素预防感染。

三、腹腔镜肾囊肿去顶术

【适应证】

1. 体积中等或偏大的肾囊肿。

2. 症状性肾囊肿。

【禁忌证】

1. 有腹部感染、创伤或手术史，肾周粘连较重者。

2. 年老体衰、严重贫血、营养不良、有出血倾向者。

【操作方法及程序】

1. 行气管插管全身麻醉，患者取侧卧位（经腹膜后腔途径）。

2. 建立腔隙与放置套管。用气腹针向腹膜后充气或戳孔以手指扩张腹膜后，再以水囊导管扩张建立腹膜后腔；在腹腔镜监视下插入 2 或 3 个器械套管。

3. 显露肾囊肿。打开肾周筋膜及脂肪囊，显露肾脏及囊肿。

4. 切除顶部囊壁。吸出囊液，距正常肾实质 2mm 左右剪除肾囊肿的顶部囊壁。将囊壁放入标本袋取出。

5. 检查有无出血或意外损伤，酌情留置引流管，放气后拔出套管。

【注意事项】

1. 囊肿去顶后应仔细检查囊肿内壁，如有异常，立即取活检。

2. 囊肿内壁亦可用无水乙醇等药物涂抹，减少术后囊液分泌。

3. 术后应用抗生素预防感染。

第三节 肾盂和输尿管上皮肿瘤治疗术

一、肾输尿管全切术

【适应证】

无明显浸润周围组织或脏器，无远处器官或广泛淋巴结转移的各期肾盂和输尿管上皮肿瘤。

【禁忌证】

1．有远处器官转移者。

2．患有其他疾病或凝血机制异常不允许手术者。

【操作方法及程序】

1．有条件者，于手术前 1d 做膀胱镜检查，有小肿瘤者在活检后行电切除或激光切除，灌注膀胱肿瘤化疗药物。无肿瘤者，围患侧输尿管口做环状电切口至肌层外。留置尿管持续开放。

2．手术前 1d 做抗生素皮试、灌肠，按手术侧做腰腹部备皮。

3．手术日禁食。

4．患者取 45°斜卧位（开放手术），70°或 90°侧卧位（腹腔镜手术）。行全身麻醉或硬膜外麻醉。

5．若未做膀胱镜，即留置导尿管，排净尿液，灌注膀胱肿瘤化疗药物 50ml。

6．查对造影片无误，将病侧向上，按常规消毒皮肤，铺无菌单、巾、膜。

7．开放手术做腰切口。腹腔镜按腹腔镜操作常规进行。

8．做肾及周围淋巴结切除，游离但不切断输尿管上、中段，而后开放手术做低位马式切口，游离输尿管下段至膀胱壁段，围输尿管口做膀胱壁环形切除（若事先未做者），将肾和全段输尿管完整取出，缝合膀胱。腹腔镜手术时游离下段输尿管，事先已做围输尿管口切口者，用钛钉夹其末端，做一小切口取出肾脏和全长输尿管，缝合膀胱。

9．经尿道留置导尿管 7~10d。

【注意事项】

1．输尿管必须全段切除，避免残段发生肿瘤，难以处理。

2．必须防止输尿管液流入手术腔，取出切除的肾和输尿管后，用无菌蒸馏水浸泡手术腔 3~5min。尽力避免肿瘤细胞种植。

3．术后半年至 1 年做膀胱镜检查。

二、保守切除术

【适应证】

输尿管癌病变段切除或局部切除，同侧复发率为 25%~40%。仅适宜于全身情况差或为避免肾功能衰竭的患者。

【禁忌证】

同"肾输尿管全切术"。

【操作方法及程序】

1．基本同"肾输尿管全切术"。

2．仅游离病变部局段。

3．在无菌蒸馏水浸泡下做届段切除、吻合。

【注意事项】

手术后半年至 1 年做 B 超或 MRI 水成像或 IVU 复查。

三、内镜治疗术

（一）输尿管镜治疗术

【适应证】

适宜于<1cm、基底小的肿瘤，用激光切除。由于无尿路外种植，优先选用。

【禁忌证】

1．尿道狭窄，输尿管镜难以放入者。

2．急性尿道感染未被控制者。

【操作方法及程序】

1．患者取截石位，行硬膜外麻醉。

2．行会阴部消毒，铺盖无菌孔单。静脉输液利尿。

3．经尿道插入输尿管镜。

4．在直视下取活检。

5．插入激光光纤，切除肿瘤。术毕可放或不放双 J 管。

【注意事项】

1．勿损伤输尿管。若有损伤，必须立即在直视下，经输尿管镜将导丝插至肾盂，退出输尿管镜，通过导丝插入双J支架管，留置3~4周。

2．让患者记住按时拔除支架管。

3．术后半年做影像学检查和膀胱镜检查。

（二）经皮肾镜治疗术

虽然有潜在出血和肿瘤种植的可能，仍有其优点：插入较大的内镜，并可留置导管做滴注局部化疗，留置通道可反复插入内镜检查和治疗。

【适应证】

适用于低级别的、孤立的或输尿管镜无法处理的肾盂、肾盏或输尿管上段肿瘤。

【禁忌证】

1．凝血功能明显异常，经规范治疗后无法纠正者。

2．患有心血管系统疾病、心肺功能不全，不能耐受手术者。

【操作方法及程序】

1．体位、麻醉、经皮肾镜操作方法和步骤与"经皮肾镜取石术"相同。

2．通过经皮硬或软肾镜插入激光光纤，在直视下，切除肿瘤。

3．经肾镜向肾盂内缓慢注入丝裂霉素注射液20mg，防止肿瘤细胞外溢。

4．其他操作与"经皮肾镜取石术"同。

【注意事项】

1．为防止肿瘤细胞在穿刺通道内种植，术后3d引流管换成F14导尿管，灌注抗移行上皮肿瘤药。

2．术后定期做上尿路影像学检查。

第四节 膀胱肿瘤治疗术

膀胱肿瘤是泌尿系统常见的肿瘤，95%以上是尿路上皮肿瘤，腺癌、鳞癌及肉瘤少见。临床上最常见的症状是间歇发作的无痛性肉眼血尿，有时会出现严重的下尿路刺激症状。膀胱肿瘤的手术治疗有经尿道膀胱肿瘤电切术(TURBT)、膀胱部分切除术和根治性膀胱切除术3类。临床应用时又有激光切除术和电灼术，基本属于电切范畴。

一、经尿道膀胱肿瘤电切术

【适应证】

1．表浅性尿路上皮肿瘤（Ta和Ti期）。

2．分化良好(Gi)的T2a尿路上皮肿瘤。

3．作为诊断性治疗。

【禁忌证】

1．尿道狭窄，电切镜难以放入。

2．膀胱挛缩，无法充盈。

3．非尿路上皮肿瘤，如腺癌或鳞癌。

4．凝血功能明显异常，经规范治疗后无法纠正。

5．脊柱或骨盆畸形不能平卧。

6．患有严重的心脑血管疾病。

【操作方法及程序】

1．行全身麻醉或硬脊膜外麻醉。

2．患者取截石位，消毒、铺巾。

3．放入电切镜，观察膀胱颈口、三角区、双侧输尿管口，确认肿瘤的部位、数目、大小和基底情况，充分估计电切的效果。

4．行膀胱循环灌注，保持视野清晰。

5．伸入电切环从肿瘤表面开始切除，直至肿瘤基底下的肌层。

6．电凝出血点，对肿瘤基底周围的异常黏膜下血管可同时电凝。

7．对可疑的黏膜再次做活检．做冷冻切片行病理检查明确诊断，若为肿瘤，需要继续电切。

8．用冲洗器冲洗出已切除的肿瘤碎片和膀胱组织，送病理检查。

9．复查膀胱和手术区，止血彻底后，退镜。

10. 保留导尿管。

【注意事项】

1．辨清输尿管口的位置，对输尿管口周围的肿瘤采用单纯电切，尽量避免电凝，防止造成输尿管口狭窄。

2．位于膀胱侧壁的肿瘤，可改用高频电凝或封闭闭孔神经，减少闭孔神经反射。

3．术后保留导尿管，一般3～7d，根据电切的范围和深度以及患者的身体状况控制时间。

4．术后24小时内即刻膀胱内灌注灌药化疗。以后继续膀胱灌药，每周一次，共4-8周，随后进行膀胱维持膀胱灌药，每月一次，共6-12个月。

二、经尿道膀胱肿瘤激光切除术

【适应证】

1．表浅性尿路上皮肿瘤（Ta 和 Ti 期）。

2．分化良好(Gi)的 T2a 尿路上皮肿瘤。

【禁忌证】

1．尿道狭窄，操作镜难以放入。

2．膀胱挛缩，无法充盈。

3．非尿路上皮肿瘤，如腺癌或鳞癌。

4．凝血功能明显异常，经规范治疗后无法纠正。

5．脊柱或骨盆畸形不能平卧。

6．患有严重的心脑血管疾病。

【操作方法及程序】

1．行全身麻醉或硬脊膜外麻醉。

2．患者取截石位，消毒、铺巾。

3．放入膀胱镜，观察膀胱颈口、三角区、双侧输尿管口，确认肿瘤的部位、数目、大小和基底情况，充分估计激光切除的效果。

4．膀胱循环灌注，保持视野清晰。

5．伸入激光光纤，激光从肿瘤表面开始切除，同时凝固出血点，直至肿瘤基底下的肌层，对肿瘤基底周围的异常黏膜下血管可同时凝固。

6．对可疑的黏膜再次做活检，做冷拣切片行病理检查明确诊断。若为肿瘤，需要继续激光切除。

7．用冲洗器冲洗出已切除的肿瘤碎片和膀胱组织，留做病理检查。

8．复查膀胱和手术区，止血彻底后，退镜。

9．保留导尿管。

【注意事项】

1．经尿道膀胱肿瘤激光切除术术后保留导尿管，根据切除的范围和深度以及患者的身体状况控制时间。

2．术后24小时内即刻膀胱内灌注灌药化疗。以后继续膀胱灌药，每周一次，共4-8周，随后进行膀胱维持膀胱灌药，每月一次，共6-12个月。

三、膀胱肿瘤电灼术

【适应证】

1．表浅性尿路上皮肿瘤（Ta和Ti期）。

2．分化良好(Gi)的T2a尿路上皮肿瘤。

3．上述两种情况，因尿道狭窄不能做或拒绝做TURBT的患者。

【禁忌证】

1．T3期以上的膀胱尿路上皮肿瘤。

2．非尿路上皮肿瘤，如腺癌或鳞癌。

3．患有严重的心脑血管疾病。

【操作方法及程序】

1．行全身麻醉或硬脊膜外麻醉。

2．患者取仰卧位，头略低，暴露脐与耻骨之间的区域。

3．做下腹部正中切口，依次切开皮肤、皮下组织、腹直肌前鞘，分离腹直肌和锥状肌，切开腹横筋膜，向上推开腹膜，显露膀胱。

4．纵行打开膀胱，吸尽尿液同时保护手术伤口。

5．检查肿瘤的部位、大小、数目和基底情况及与双侧输尿管开口的关系。

6．切除肿瘤基底及周围1cm的正常黏膜至肌层。对小肿瘤可直接电灼。

7．结扎或缝扎切缘处的出血点，用可吸收缝线缝合切缘的正常黏膜。

8．用可吸收缝线连续全层缝合膀胱，再间断缝合膀胱浆肌层。

9．留置导尿管。膀胱内注水观察膀胱缝合有无渗漏，若有渗漏j需要缝补。

10．生理盐水冲洗伤口，吸净后在膀胱缝合处底部放置引流管，皮肤处缝线固定。

11．依解剖层次缝合腹直肌前鞘、腹壁下脂肪和皮肤。

【注意事项】

1．打开膀胱时必须保护伤口，应避免尿液污染及肿瘤细胞种植。

2．膀胱的缝合必须严密，缝合后注水检查有无渗漏，若有渗漏，必须缝补，同时在缝合处放置引流管。

3．术后 24 小时内即刻膀胱内灌注灌药化疗。以后继续膀胱灌药，每周一次，共 4-8 周，随后进行膀胱维持膀胱灌药，每月一次，共 6-12 个月。

四、膀胱部分切除术

【适应证】

浸润性膀胱尿路上皮肿瘤(T2 期)、基底较宽、位于顶壁或侧壁。

【禁忌证】

1．T3 期以上的膀胱尿路上皮肿瘤。

2．非尿路上皮肿瘤，如腺癌或鳞癌。

3．患有严重的心脑血管疾病。

【操作方法及程序】

1．行全身麻醉或硬脊膜外麻醉。

2．患者取仰卧位，头略低，暴露脐与耻骨之间的区域。

3．做下腹部正中切口，依次切开皮肤、皮下组织、腹直肌前鞘，分离腹直肌和锥状肌，切开腹横筋膜，向上推开腹膜，显露膀胱。

4．纵行打开膀胱，吸尽尿液同时保护手术伤口。

5．检查肿瘤的部位、大小、数目和基底情况及与双侧输尿管开口的关系。

6．将肿瘤部位的膀胱壁与周围筋膜分离，沿肿瘤边界周围 2cm 处切除正常全层膀胱壁（包括肿瘤）。若切除范围包括一侧输尿管口，需要做输尿管膀胱再植术。

7．对切缘处的出血进行结扎或缝扎，止血满意后，留置导尿管。

8. 用可吸收缝线连续全层缝合膀胱切缘，再间断缝合膀胱浆肌层。

9. 膀胱内注水观察膀胱缝合有无渗漏，若有渗漏，需要缝补。

10. 用生理盐水冲洗伤口，吸净后在膀胱缝合处底部放置引流管，皮肤处缝线固定。

11. 依解剖层次缝合腹直肌前鞘、腹壁下脂肪和皮肤。

【注意事项】

1. 打开膀胱时必须保护伤口，应避免尿液污染及肿瘤细胞种植。

2. 必须充分游离肿瘤部位的膀胱壁，范围至肿瘤边界周围2cm外的正常膀胱壁。

3. 若肿瘤部位接近输尿管口，切除范围包括一侧输尿管口时，需要切除该侧输尿管口，并做输尿管膀胱再植术。

4. 膀胱的缝合必须严密，缝合后注水检查有无渗漏，若有渗漏，必须缝补，同时在缝合处放置引流管。

5. 术后24小时内即刻膀胱内灌注灌药化疗。以后继续膀胱灌药，每周一次，共4-8周，随后进行膀胱维持膀胱灌药，每月一次，共6-12个月。

五、根治性膀胱切除术

【适应证】

1. 浸润性膀胱尿路上皮肿瘤(T2和T3期)。

2. 分化差的原位癌。

3. 腺癌或鳞癌。

4. 保守治疗无法控制的广泛乳头状肿瘤。

5. 反复复发的非肌层浸润性肿瘤。

【禁忌证】

1. 已有远处转移。

2. 膀胱肿瘤局部侵犯骨盆、耻骨和直肠（T4期）。

3. 患者伴有脑、心、肺、肝或肾功能严重障碍，身体状况差，不能耐受手术。

【操作方法及程序】

1. 男性根治性膀胱切除术

(1)行全身麻醉或硬脊膜外麻醉。

(2)患者取仰卧位,头略低,暴露脐与耻骨之间的区域,留置导尿管。

(3)通常做下腹部正中切口,如需要延长切口,从脐的左侧绕行延伸。也可做弧形横切口。

(4)依解剖层次切开,进入腹腔。

(5)系统性探查膀胱与直肠和盆壁的关系、髂血管淋巴结有无肿大、肝脏有无转移迹象。

(6)充分游离膀胱顶后部的腹膜,切断、结扎脐中和脐侧韧带。若腹膜与膀胱有粘连,该处的腹膜一并切除。

(7)将肠道推向上腹部并牵开,清楚暴露手术区域。

(8)沿膀胱两侧切开腹膜,在膀胱外侧找出输精管及供应血管,结扎、切断。

(9)游离双侧输尿管,在近膀胱入口处切断输尿管,远端结扎,近端保护,以免尿液污染伤口。

(10)行双侧盆腔淋巴结清扫。淋巴结清扫范围的外侧界为生殖股神经的中部,上界直到髂总动脉分叉处,下界是盆腔内筋膜,内侧界是膀胱。解剖全程髂外动、静脉,中部清扫到闭孔,在股管开口处解剖出 Cloquet 淋巴结,切断淋巴管,将整块淋巴组织从髂血管上分离下来。注意避免损伤副闭孔静脉和显露闭孔神经。

(11)解剖和分离膀胱周围血管,切断和结扎(或缝扎)闭锁的脐动脉和膀胱上、下动、静脉。

(12)沿膀胱筋膜平面游离膀胱,显露膀胱与直肠之间的平面,在直肠前分离膀胱、前列腺和精囊。

(13)游离前列腺两侧韧带,切断结扎,然后切断耻骨前列腺韧带并结扎。

(14)在前列腺尖部切断尿道,将游离的膀胱、输尿管下段、前列腺、精囊和后尿道完整切除。

(15)尿道断端贯穿缝扎闭合。术中发现前列腺尖部尿道有肿瘤侵犯,需要做全长尿道切除。

(16)尿流改道术。不可控的尿流改道与可控的尿流改道。

(17)在耻骨后放置引流管,引流膀胱切口周围的渗液,皮肤处缝线固定。

(18)依解剖层次缝合腹直肌前鞘、腹壁下脂肪和皮肤。

2．女性根治性膀胱切除术

(1)行全身麻醉或硬脊膜外麻醉。

(2)患者取仰卧位，头略低，暴露脐与耻骨之间的区域，用碘酒做阴道准备，留置导尿管。

(3)通常做下腹部正中切口，如需要延长切口，从脐的左侧绕行延伸。也可做弧形横切口。

(4)依解剖层次切开，进入腹腔。

(5)系统性探查膀胱与子宫、直肠和盆壁的关系，髂血管淋巴结有无肿大，肝脏有无转移迹象。

(6)充分游离膀胱顶后部的腹膜，切断、结扎脐中和脐侧韧带。若腹膜与膀胱有粘连，该处的腹膜一并切除。

(7)将肠道推向上腹部并牵开，清楚暴露手术区域。

(8)沿膀胱两侧切开腹膜，切断结扎子宫圆韧带，分离卵巢漏斗韧带内的卵巢血管，切断结扎。

(9)游离双侧输尿管，靠近主韧带，在近膀胱入口处切断输尿管，远端结扎，近端保护，以免尿液污染伤口。

(10)双侧盆腔淋巴结清扫。淋巴结清扫范围的外侧界为生殖股神经的中部，上界直到髂总动脉分叉处，下界是盆腔内筋膜，内侧界是膀胱。解剖全程髂外动、静脉，中部清扫到闭孔，在股管开口处解剖出 Cloquet 淋巴结，切断淋巴管，将整块淋巴组织从髂血管上分离下来。注意避免损伤副闭孔静脉和显露闭孔神经。

(11)解剖和分离膀胱周围血管，切断和结扎（或缝扎）闭锁的脐动脉，膀胱上、下动、静脉和子宫动、静脉。

(12)在子宫阔韧带根部切开腹膜，将子宫颈和阴道后壁与直肠分开。分离阔韧带和主韧带，切断并贯穿缝扎。

(13)游离膀胱。游离子宫、输卵管和卵巢。

(14)切断耻骨尿道韧带，缝扎耻骨后静脉丛，止血。

(15)自宫颈下做切口进入阴道，切除阴道前壁，然后重建阴道。

(16)将膀胱、尿道、子宫、输卵管、卵巢、子宫颈和上段阴道完整切除。

(17)尿流改道术。　不可控的尿流改道与可控的尿流改道。

(18)在耻骨后放置引流管,引流膀胱切口周围的渗液,皮肤处缝线固定。

(19)依解剖层次缝合腹直肌前鞘、腹壁下脂肪和皮肤。

【注意事项】

1. 游离膀胱时勿穿破膀胱,以免尿液污染及肿瘤种植。

2. 注意手术止血。

3. 在游离膀胱后壁、三角区、前列腺和精囊时,应在狄氏筋膜前游离,避免损伤直肠。

4. 在做盆腔淋巴结清扫时,看清闭孔神经,避免损伤。一侧损伤无严重后果,若双侧切断需要一起修复。

腹腔镜根治性膀胱切除及原位新膀胱术

适应症:① 尿道断端 2cm 内无肿瘤,即男性膀胱颈以下无肿瘤,女性膀胱三角区以下无肿瘤; ② 术前腹内压测定大于 $60cmH_2O$,无膈肌裂孔疝、腹壁疝、腹壁肌松弛、盆底肌松弛等影响腹压的病变; ③ 无前尿道狭窄; ④ 尿道括约肌功能良好; ⑤ 无明显肠道病变,无肠切除史; ⑥ 肾代偿功能良好; ⑦ 术中作病理冰冻切片检查,证实尿道远侧断端无肿瘤。

【术前准备】

肠道准备:术前 2～3 天作肠道准备,从低渣半流到全流,口服肠道抗菌素,如新霉素、链霉素等,补充维生素 K,术前晚及术日早晨清洁灌肠。

术前停留胃管及导尿管,术前 1 小时静脉使用抗菌素。

【 手术器械 】

腹腔镜器械包括: 12mm 套管 3 个, 5mm 套管 2 个,弯钳 3 把、无创抓钳 2 把,连发钛夹钳 1 把、冲洗吸引器 1 个、电凝钩 1 把,持针器 1 把,剪刀 1 把,超声刀1 套," 结扎速 "血管闭合系统(LigaSure TM Vessel Sealing System) 1 套。常规开放手术器械 1 套,包括高频电刀 1 套,肠切除吻合器械,或肠吻合器 1 套。

【手术步骤】

1. 麻醉、体位和套管穿刺位置:气管内麻醉,患者仰卧位,臀部垫高 10 cm,呈少许反弓张状,于大腿部及肩部固定,头部降低 15 度。 采用五点穿刺法:第一穿刺点,脐下或脐上边缘,切开法进入腹腔,插入直径 12mm 套管,充入 CO_2,放置 15 度腹腔镜,在直视下放置其它 4 个套管。第二、三 (穿刺点分别在左右腹直肌旁、脐下约 2~3 cm 位置,第四 (D) 、五 (E) 穿刺点在左右髂前上脊上内

2~3 cm 处。

第二、三穿刺点插入 12mm 套管，其余的为 5mm 套管。手术者经左侧第二、四套管操作。第一助手左手扶镜，右手经第三套管操作，第二助手经第五套管操作。

2. 游离输尿管中下段：腹腔镜下探查腹腔，检查有无损伤，有无腹腔内转移。将视野转向右侧骨盆入口处，将回肠及乙状结肠向左上方牵开后可见搏动的右侧髂外动脉，在髂内外动脉分叉附近找到输尿管，沿输尿管行程向下剪开腹膜，用无创抓钳将输尿管提起并向下游离至膀胱壁外，暂不切断以减少尿路梗阻时间，左侧输尿管常常被乙状结肠覆盖，需游离乙状结肠外侧的粘连，将其推向内侧显露乙状结肠系膜根部才能找到，用与右侧相同的方法游离至膀胱壁外。一般应在完成右侧盆腔淋巴清扫后，再将视野转向左侧，游离左侧输尿管并同时行左侧淋巴清扫。

3. 盆腔淋巴结清扫：沿髂外动脉表面剪开腹膜及髂血管鞘，远端至血管穿出腹壁处，近端至左右髂总动脉分叉位置。

用超声刀切断跨过髂外动脉位置的输精管，自远端至近端清除髂外动脉前面及上外后方的淋巴组织，同时在髂外动脉的内下方找到髂外静脉，沿髂外静脉内下缘小心游离找到骨盆内侧壁，用吸引管找到闭孔神经，及闭孔动脉、静脉，用 LigaSure 切断闭孔动静脉，注意保护闭孔神经，沿髂内动脉向下游离，找到脐动脉，用 LigaSure 切断脐动脉，用超声刀分离髂内外血管分叉处及闭孔神经周围淋巴脂肪组织。继续沿右髂总动脉向上游离至左右髂总动脉分叉处，清除右髂总血管周围及分叉下方的淋巴组织。用相同的方法行左侧盆腔淋巴清扫。

4．游离输精管、精囊及前列腺后面：将肠管推向头侧，第二助手用抓钳将直肠向上牵引，显露膀胱直肠陷窝，此时可见膀胱后面有上下两道弓状隆起。第二道弓状隆起为输精管壶腹部及精囊位置标志，用电凝钩横行打开弓状隆起处腹膜，使腹膜开口与两侧已切开的腹膜相连。游离输精管后切断，在输精管外下方侧分离找到精囊，紧贴精囊外下方游离至前列腺基底部外侧，精囊底部外侧有精囊动脉，需电凝或超声凝固后切断。将左右输精管、精囊向前牵引，在其下方 2~3 mm 处横行切开荻氏筋膜，钝性分离前列腺后方至直肠尿道肌。

5．游离膀胱前壁：将腹腔镜视野移至前腹壁，可见脐正中韧带及其两侧的旁正中韧带，如经导尿管注入生理盐水可帮助判断膀胱轮廓及其前方的腹膜反折。切断脐正中韧带、旁正中韧带及腹膜反折，与两侧已切开的腹膜会合。向下钝性分离膀胱前间隙，显露耻骨前列腺韧带及盆筋膜反折。

6. 缝扎阴茎背深静脉复合体：用电凝钩切开两侧盆筋膜反折和耻骨前列腺韧带，暴露前列腺尖部两侧，用 2-0 Dixon 线由右向左缝扎阴茎背深静脉复合体。

7. 游离膀胱侧韧带及前列腺侧韧带：将输尿管下段提起，在膀胱壁外位置上钛夹后切断或用 LigaSure 电凝后切断。提起膀胱顶部，用超声刀结扎速 LigaSure 分离膀胱侧韧带，到达前列腺基底部时将精囊提起帮助定位，紧贴前列腺外侧分离前列腺侧韧带。

8. 离断尿道，切除膀胱前列腺：在缝扎线的近端切断阴茎背深静脉复合体，向下分离至前列腺尖部。紧贴前列腺尖部剪开尿道前壁，将导尿管拉起，用钳夹紧导尿管，在钳的远端剪断后向上牵引，剪断尿道后壁，将前列腺尖部翻起，显露其后方的尿道直肠肌，紧贴前列腺将其剪断，将膀胱前列腺完全游离。创面彻底止血，经尿道重新插入 20 号 Foley's 导尿管，气囊注水 20 ml，用纱布压迫创面，牵拉 Foley's 导尿管，以减少创面渗血。

9. 形成贮尿囊：在下腹正中线上作 5 cm ～ 6 cm 切口，取出标本。将左右输尿管下段从切口引出，插入 8 F 硅胶管引流尿液。将回肠拉至切口外，在距回盲肠交界 15 cm 的近侧，隔离 50 cm 回肠段，纵行剖开后"M"形折叠，用 3-0 Dexon 线作连续内翻缝合，形成贮尿囊。

10. 输尿管再植：在贮尿囊后顶部两则各戳一小口，将输尿管断端修剪成斜口，末段插入贮尿囊内 1cm，用 4-0 Dexon 线缝合 5 ～ 6 针固定输尿管外膜肌层及贮尿囊开口全层。输尿管支架引流由贮尿囊前壁穿出。

11. 贮尿囊 - 尿道吻合：于贮尿囊底部切开约 0.8cm 的小孔，将 Foley's 导尿管拉出切口，将其尖端与贮尿囊开口处下方缝一条牵引线，牵拉导尿管将贮尿囊放入腹腔，缝合腹部壁切口，再次气腹，腹腔镜下用 2-0 Dexon 缝合贮尿囊 - 尿道 6 针，逐针结扎，第 1 针结扎时可利用导尿管牵引减少张力，吻合后壁 3 针后，剪去牵引线将导尿管插入贮尿囊再缝合前壁（图 5-3-21）。检查无渗漏后放置盆腔引流。

【术中注意事项】

1. 套管位置选择应根据病人高矮适当调整，体型矮小者，第一个套管应定脐部以上，其它套管也应相对上移，以免操作通道靠得太近而影响操作。体型高大者则应在脐下置入第一个套管，其它套管要适当下移，避免因位置太高使器械不能到达前列腺尖端。

2. 手术者与第一助手各使用一侧的操作通道，可使术者及助手都在舒适的体位下操作，还可坐在凳子上手术，方便手脚的配合，增加操作的精确性及稳定

3. 分离膀胱前列腺后面时，要先认真辨认两个弓状隆起的位置，准确的定位对找到输精管及精囊非常重要。注意精囊外侧的精囊动脉，剪开狄氏筋膜时注意避免损伤后方的直肠。

4. 膀胱前间隙时，应认真辨认前腹壁与膀胱交界处的腹膜反折位置，如不能确定可充盈膀胱帮助定位；

5. 处理阴茎背深静脉复合体时，应先剪开盆侧筋膜反折及耻骨前列腺韧带，显露前列腺尖部两侧，便于缝扎。如发生较明显出血时可牵拉 Foley's 导尿管，借助气囊压迫止血，待膀胱侧韧带、前列腺侧韧带全部分离后，再处理背深静脉可减少出血。

6. 尿道切断位置应尽量靠近前列腺尖端，断端尽可能整齐。

【术后处理】

一般术后 3~4 天肠蠕动开始恢复，肛门排气排便后开始进食。注意保持引流管通畅，定期作新膀胱冲洗，避免粘液堵塞，如新膀胱尿道吻合口有张力或缝合不够理想，可于术后 1~2 天作导尿管牵引，但牵引力不能过大，一般用 300g~500g 重物即可。Foley 导尿管及输尿管支架管在术后 2 周左右拔除。如有尿失禁，嘱患者行盆底肌锻炼，一般在 1~2 个月可恢复。术后 1 个月左右作 B 超或 IVU 及新膀胱造影检查了解双肾有无积液，有无输尿管返流及新膀胱尿瘘等。

【术后并发征及处理】

1. 肠道并发症：由于术中隔离肠管后，重新进行肠吻合，可能发生肠瘘，吻合口狭窄，粘连性肠梗阻等并发症，同时应注意回肠穿过输尿管与新膀胱之间的间隙所引起的内疝。如发生肠瘘应引流盆腔及腹腔，3～4 周不能自行愈合者，应再次手术修补。不完全性肠梗阻可先作胃肠减压的保守性治疗，如不能缓解则需手术松解。内疝可同时引起肠梗阻及输尿管梗阻，应及时进行再次手术复位。

2. 新膀胱并发症，新膀胱可发生尿瘘，尿失禁，排尿困难、尿潴留等并发症。术后早期如发生新膀胱渗漏，盆腔引流液多，可牵引气囊导尿管，保证通畅引流新膀胱，多可自行愈合。拔除导尿管后应严密观察患者排尿情况，如有尿失禁应指导患者进行盆底肌训练，即反复收缩及松弛包括括约肌在内的盆底肌，达到增强外括约肌收缩力，紧闭尿道的目的。经数月的训练多数患者能恢复控尿。如术后发生排尿困难，残余尿量逐渐增多应作膀胱尿道造影及膀胱尿道镜检查，如发现有膀胱尿道吻合口疤痕狭窄,可作内切开术,如因腹肌无力引起的残余尿增多,可采用定期自我导尿。

3．输尿管并发症:输尿管新膀胱吻合可能发生梗阻、尿瘘及返流等并发症,如支架引流管过早脱落后继发梗阻,可行经皮肾穿刺重新置入引流管。轻度膀胱输尿管返流不需特殊处理,如因反流导致反复尿路感染,肾盂输尿管扩张积液,应再次作抗返流输尿管吻合。

第五节 尿道肿瘤治疗术

一、女性尿道癌治疗术

(一)经尿道肿瘤电切术

【适应证】

肿瘤小、基底部较小、表浅、高分化、低分期尿道癌。

【禁忌证】

1．较大肿瘤。

2．有严重出血性疾病。

3．重要器官有严重疾病或营养状况很差,难以耐受手术。

【操作方法及程序】

1．患者取截石位,行硬膜外麻醉或全身麻醉。

2．用尿道膀胱镜检查全尿道和膀胱。

3．用电切镜切除肿瘤及周围部分尿道黏膜。

4．留置尿管。

【注意事项】

1．切除深度要足够。

2．术后患者易出现尿道狭窄,近尿道括约肌肿瘤电切后有尿失禁的可能。

(二)尿道部分切除术

【适应证】

1．前尿道癌 O 期、A 期、B 期。

2．肿瘤小，基底部较小，周围组织无浸润者。

3．肿瘤位于尿道前端部。

【禁忌证】

1．肿瘤大，基底宽，肿瘤位于前尿道偏后者。

2．肿瘤侵犯邻近器官，手术难以切除局部肿瘤。

3．有严重出血性疾病。

4．重要器官有严重疾病或营养状况很差，难以耐受手术者。

【操作方法及程序】

1．术前备皮。

2．患者取截石位，可选择硬膜外麻醉。

3．常规消毒会阴部，铺巾。

4．距离肿瘤外缘 2cm，切除肿瘤及周围组织。

5．充分止血，将尿道切缘与会阴黏膜缝合。

6．留置尿管。

【注意事项】

1．前尿道及周围组织被彻底切除过多，残留尿道与周围组织不易缝合。

2．术前应估计为彻底切除肿瘤，剩余尿道有可能很短，应有做尿道全切除的准备，同时重建尿流改道。

（三）前盆腔脏器切除术

【适应证】

1．前尿道癌 C 期。

2．前尿道癌尿道部分切除术后复发者。

3．女性全尿道癌。

【禁忌证】

1．前尿道癌或全尿道癌有远处转移者。

2．肿瘤侵犯邻近器官，手术难以切除肿瘤。

3．有心肺等重要脏器功能严重不全或全身状态差不能耐受手术者。

4．有严重出血性疾病。

【操作方法及程序】

1．术前备皮，配血800～1 200ml。

2．术前做炀道准备。术前3d口服抗生素，进少渣半流饮食，每晚灌肠1次。术前1d禁食，并从静脉补充营养，手术前晚行清洁灌肠。

3．术前做阴道准备。

4．术前留置导尿管。

5．患者取截石位，行硬膜外麻醉或全身麻醉。

6．常规消毒、铺巾。

7．取腹部正中切口，由耻骨联合上缘至脐上方。

8．进入腹腔，探查腹腔、盆腔有无肿瘤转移。

9．行双侧盆腔淋巴结清扫。

10．切除膀胱、子宫和附件。

11．取外阴缘切口，与腹部切口配合，切除外阴、阴道前壁、阴道侧壁。

12．阴道后壁翻向前方，形成阴道前壁。

13．缝合外阴皮肤切口，并将阴道下端与皮肤创缘缝合，留置盆腔橡胶引流管自阴道前方皮肤切口引出。

14．行回肠膀胱术。

15．缝合腹部切口各层。

【注意事项】

1．术前应行放射治疗。

2．伴有腹股沟淋巴结转移时，行双侧腹股沟淋巴结清扫术。

二、男性尿道癌治疗术

（一）经尿道肿瘤电切术

【适应证】

肿瘤小、基底部较小、表浅、高分化、低分期尿道癌。

【禁忌证】

1. 局部有感染者。

2. 较大肿瘤。

3. 有远处转移者。

4. 肿瘤侵犯邻近器官，手术难以切除局部肿瘤。

5. 重要器官有严重疾病、营养状况差、有严重出血性倾向，难以耐受手术者。

【操作方法及程序】

1. 患者取截石位，行硬膜外麻醉或全身麻醉。

2. 用尿道膀胱镜检查全尿道和膀胱。

3. 用电切镜切除肿瘤及周围部分尿道黏膜。

4. 留置导尿管。

【注意事项】

1. 切除深度要足够，可取切缘组织做活检。

2. 术后患者易出现尿道狭窄，近尿道括约肌肿瘤电切后有尿失禁的可能。

(二) 阴茎部分切除术

【适应证】

尿道肿瘤局限于阴茎远侧1/2处。

【禁忌证】

1. 尿道肿瘤超过阴茎远侧1/2处。

2. 有远处转移者。

【操作方法及程序】

1. 术前备皮。

2. 行硬膜外麻醉或全身麻醉。

3. 患者取平卧位，阴茎部用阴茎套包扎，阴茎根部暂时压迫止血。

4. 距尿道肿瘤2~3cm处环形切开皮肤。

5. 横断阴茎海绵体，分离尿道海绵体，约长于阴茎海绵体1cm横断尿道。

6. 止血后，间断褥式缝合阴茎海绵体断面。

7. 尿道与皮肤外翻缝合。

8. 留置尿管。

【注意事项】

1．切除范围应达肿瘤近侧 2cm 以上。

2．术后应给予镇静药或雌激素预防阴茎勃起。

3．如怀疑有淋巴结转移，做腹股沟淋巴结活检。

（三）后尿道根治切除术

【适应证】

有局限扩展的尿道球部、膜部和前列腺部尿道癌。

【禁忌证】

1．已有远处器官转移者。

2．伴有心、肺等重要脏器功能严重不全、有严重出血性疾病或全身状态差不能耐受手术者。

3．肿瘤侵犯邻近器官，手术难以切除肿瘤。

【操作方法及程序】

1．术前备皮，配血 800～1200ml。

2．术前做肠道准备。术前 3d 日服抗生素，进少渣半流饮食，每晚灌肠 1 次。术前 1d 禁食，并从静脉补充营养，手术前晚行清洁灌肠。

3．行硬膜外麻醉或全身麻醉。

4．患者先取平卧位。

5．常规消毒、铺巾，用阴茎套套住阴茎。

6．取腹部正中切口或左侧旁正中切口，由耻骨联合上缘至脐上方。

7．进入腹腔，探查腹腔、盆腔有无肿瘤转移。

8．结扎两侧髂内动脉，断扎下端输尿管。

9．用常规方法游离膀胱、前列腺和精囊。

10．患者取截石位。

11．环绕阴茎和阴囊做椭圆形切口，切口达阴囊筋膜。

12．向外侧游离皮瓣，切断精囊，断扎阴茎背静脉。

13．游离组织，横行切开会阴横肌，通过前列腺精囊后间隙进入盆腔。

14．切开肛提肌并切除耻骨支。

15.在近肌肉起点处切断股薄肌、内收大肌、内收长肌和闭孔外肌，在闭孔间横断耻骨联合，在阴茎脚附着处锯断耻骨升支。

16.取出已切除标本。

17．行回肠膀胱术。

18.盆腔置橡胶引流管。

19.缝合切口各层。

【注意事项】

1．伴有单侧或双侧腹股沟淋巴结转移时，应做双侧髂腹股沟淋巴结清扫术。

2．此术式对机体创伤很大，要慎重考虑实施。

第六节 前列腺癌治疗术

一、前列腺穿刺活检

前列腺穿刺活检有经直肠前列腺穿刺活检和经会阴前列腺穿刺活检两种方

【适应证】

1．直肠指诊(DRE)触及硬结，怀疑肿瘤。

2．经直肠前列腺 B 超(TRUS)检查发现异常围声，怀疑肿瘤。

3．血清前列腺特异性抗原(PSA》10. Ong／ml。

4．DRE 或 TRUS 可疑异常，PSA 在 4.0～10. Ong／ml。

5．用于邻近器官肿瘤侵犯前列腺的鉴别诊断。

6．用于转移性肿瘤的鉴别诊断。

【禁忌证】

1．影响直肠探头置人的直肠以及肛周疾患，如手术后肛门口狭窄。

2．会阴部感染。

3．前列腺炎急性期。

4．伴有出、凝血机制障碍。

5．患者伴有严重心肺功能障碍，不能耐受此操作者。

【操作方法及程序】

1．术前应了解 DRE 和 TRUS 检查的病变部位和范围。

2．嘱患者术前排尿、排便，一般不需要特殊准备。

3．患者有习惯性便秘，应于术前进流质、易消化食物，防止便秘。有条件者检查前洗肠 1 次。

4．患者取截石位或胸膝位。

5．经直肠前列腺穿刺者用苯扎溴铵或碘伏消毒，经会阴前列腺穿刺者用碘伏或碘酊、乙醇做局部消毒。

6．用无菌橡胶套套入直肠探头，将穿刺支架固定在探头上，将探头置入直肠，在 B 超引导下，用活检针行系统活检；或将穿刺支架固定在探头上，将探头置于肛门左侧或右侧外 2cm 处，在 B 超引导下，用活检针行系统活检。

7．取出标本，用 4%甲醛（10%福尔马林）固定，做病理检查。

【注意事项】

1．自检查前晚或检查当日始应用抗生素，持续应用 3～5d。

2．出血。

(1)血尿：检查后 60%～80%的患者出现血尿，部分伴有血块。可嘱患者大量饮水，多于 2～3d 消失，持续加重者可加用止血药物。

(2)血便：检查后 1～2d，大便可带有少量鲜血，无须特殊处理。如出血量较大，应进流质食，防止便秘，并可加用止血药及抗生素。

3．检查后 10%～20%的患者出现发热症状，如体温低于 38.5℃，可延长口服抗生素的时间至 7～10d，多可好转。如体温超过 38.5℃，则应静脉输液、抗感染治疗。

4．对心、肺功能不良的患者，应在心、肺功能监测及静脉输液条件下行此操作，并随时做好抢救准备。

5．极少数患者由于紧张及检查时的刺激等原因可出现休克，应立即停止操作，静脉输液并对症处理，大多数患者可于短时间内缓解。

二、根治性前列腺摘除术

前列腺癌多发生于外周带，以腺癌多见。临床常见于 60 岁以上的男性，尸检表明，此年龄段内前列腺癌存在的比例高达 70%，但多处于相对静止期，临床发病者只占 10%左右。

【适应证】

1. 处于临床 A 期或 B 期的前列腺癌患者。

2. 年龄<70 岁。

【禁忌证】

1. 有包膜外、精囊侵犯或盆腔淋巴结转移者。

2. 有心、脑、肺、肾功能疾患，不能耐受手术者。

【操作方法及程序】

1. 备皮，配血 400ml。

2. 患者取平卧位，垫臀，留置导尿管。

3. 做下腹部正中切口，自耻骨联合至脐，逐层切开至盆腔。

4. 清扫盆腔淋巴结。

5. 游离前列腺尖部，结扎阴茎背静脉。

6. 于前列腺尖部剪断尿道。

7. 将精囊、部分输精管与前列腺一并游离，切除。

8. 用可吸收线将尿道与膀胱颈行 6 点或 4 点吻合。

【注意事项】

1. 导尿管留置 10～15d。

2. 如发生尿失禁，可先行功能锻炼，多可恢复。真性尿失禁者，可考虑行人工括约肌等治疗。

3. 阳萎发生后可口服药物治疗，部分患者有效。

第七节 睾丸肿瘤治疗术

睾丸肿瘤占全身恶性肿瘤的 1%，其中 95%以上为生殖细胞性肿瘤，可分为精原细胞瘤和非精原细胞瘤，后者又分为胚胎癌、畸胎瘤、绒毛膜癌和卵黄囊瘤等组织类型。上述类墅中以精原细胞瘤分化最好，绒毛膜癌分化最差、恶性程度最高。精原细胞瘤多发生于 25～45 岁，而非精原细胞瘤则多见于更年轻的 15～30 岁年龄组，双侧肿瘤的发生率为 2%～4%，虽然婴幼儿及老年人亦可发生，但较少见。睾丸肿瘤的外科治疗主要是睾丸根治性切除术及腹膜后淋巴结清扫术。

一、睾丸根治性切除术

【适应证】

同侧睾丸恶性肿瘤。

【禁忌证】

心、肺等重要脏器功能严重不全或全身状态差不能耐受手术者。

【操作方法及程序】

1．术前备皮。

2．患者取平卧位，行硬膜外麻醉或腰麻。

3．常规消毒、铺巾。

4．手术切口。由患侧腹股沟韧带中点上两横指（即内环）至耻骨结节外上2cm(即外环)。

5．切开皮肤、皮下组织至腹外斜肌腱膜，显露腹股沟管外环。

6．打开腹外斜肌腱膜，游离内环侧的精索，并用纱布条结扎，然后向下完整游离腹股沟管内的精索。

7．提起精索，顺精索向阴囊游离，将睾丸从阴囊拉出，切断睾丸引带。

8．提起精索及睾丸，钝性分离精索至内环，先切断输精管，再切断精索，结扎牢靠，并"8"字缝合精索残端。

9．阴囊留置橡皮条引流，关闭切口。

【注意事项】

1．防止精索残端出血。精索残端结扎后一般缩进腹膜，应仔细检查结扎是否牢靠，输精管应单独结扎。

2．防止阴囊血肿或渗出，阴囊留置橡皮条引流。

二、腹膜后淋巴结清扫术

【适应证】

1．非精原细胞性睾丸肿瘤无腹膜后淋巴结转移者。

2. 非精原细胞性睾丸肿瘤淋巴结转移局限于腹膜后者。

【禁忌证】

1. 非精原细胞性睾丸肿瘤有膈上淋巴结转移者。

2. 非精原细胞性睾丸肿瘤有远处转移者。

3. 伴有严重出血性疾病者。

4. 重要器官有严重疾病或营养状况很差不能耐受手术者。

【操作方法及程序】

1. 术前备皮、洗肠并留置胃管。

2. 患者取平卧位，多采用全身麻醉。

3. 常规消毒、铺巾。

4. 手术切口由剑突下绕脐至耻骨联合上。

5. 切开皮肤、皮下组织，打开腹直肌前鞘，钝性分开腹直肌，打开腹膜，护皮，自动拉钩拉开切口。

6. 由结肠外侧剪开侧腹膜，显露出腹膜后间隙。

7. 游离精索至内环即睾丸根治性切除术时的结扎处。

8. 清扫范围。右侧腹膜后淋巴结清扫范围向左达腹主动脉中线，自肾静脉至肠系膜下动脉处沿腹主动脉右侧向下到达髂总血管中部，向上达肾静脉上沿水平，向右达右输尿管旁；左侧腹膜后淋巴结清扫范围向右达腔静脉中线，自左肾静脉至肠系膜下动脉处沿腹主动脉右侧向下到达髂总血管中部，向左达左输尿管旁。

9. 关闭切口，视情况行减张缝合。

【注意事项】

1. 防止射精不能或逆行射精，术中避免损伤双侧交感神经链。

2. 防止损伤大血管。

3. 防止损伤输尿管，输尿管鞘应尽量保留，防止缺血坏死。

第八节 阴茎癌治疗术

一、阴茎部分切除术

【适应证】

阴茎远端肿瘤，距肿瘤 2cm 以上切除后，残留阴茎长度估计不短于 3cm 者。

【禁忌证】

伴有心、肺等重要脏器功能严重不全或全身状况差不能耐受手术者。

【操作方法及程序】

1. 患者取仰卧位，用避孕套或手套牢固地包扎、隔离肿瘤，再上止血带，在肿瘤缘近端 2cm 处环形切开皮肤。

2. 结扎阴茎背血管，切断阴茎海绵体，游离尿道海绵体并向远端多分离 1cm 后切断。

3. 间断缝合阴茎海绵体断端，包括中隔。

4. 去除止血带，彻底止血，插入气囊导尿管。

5. 将残端尿道与皮肤吻合，重建尿道外口，间断缝合残余皮肤，关闭创口。

【注意事项】

肿瘤局部有明显感染者，应在控制感染后再行手术治疗。

二、阴茎全切术

【适应证】

肿瘤距离阴茎根部较近者。

【禁忌证】

1. 肿瘤较大，侵及阴茎根部及会阴部。

2. 伴有心、肺等重要脏器功能严重不全或全身状况差不能耐受手术者。

【操作方法及程序】

1. 患者取截石位，用避孕套或手套包扎、隔离肿瘤。

2. 在阴茎根部做椭圆形切口，中线向背侧延长 2cm，下方至阴囊缝。

3. 结扎背侧血管，分离悬韧带，游离耻骨前，包括其中的脂肪和淋巴结。

4. 切开腹侧 Buck 筋膜，在尿道球部切断尿道。

5. 结扎深部动脉，钳夹双侧阴茎海绵体脚，并在耻骨支部位切断，褥式缝合断端。

6. 在会阴部做 2cm 椭圆形皮肤切口，通过一个钝性分离的隧道拖出尿道残端，留置气囊导尿管，尿道口与皮肤做间断缝合，完成会阴部尿道造口。

7. 放置引流物，横行关闭创口。

【注意事项】

肿瘤局部有明显感染者，应在控制感染后再行手术治疗。

三、淋巴结切除术

【适应证】

1. 阴茎癌患者伴有腹股沟淋巴结肿大，术中应做腹股沟淋巴结活检。

2. 阴茎癌患者，如果病理检查证实癌肿有腹股沟淋巴结转移，应行腹股沟淋巴结清扫术（可与阴茎手术同期进行，也可于阴茎手术后 2~3 周进行）。

3. 阴茎癌患者，如果癌肿有位于大隐静脉和股静脉连接处上内侧的"前哨淋巴结"转移，应行髂、腹股沟淋巴结清扫术（可与阴茎手术同期进行，也可于阴茎手术后 2~3 周进行）。

【禁忌证】

1. 伴有心、肺等重要脏器功能严重不全或全身状况差不能耐受手术者。

2. 肿瘤广泛转移者。

【操作方法及程序】

1. 术前准备 术前应用抗生素预防感染，需要做淋巴结清扫者尚需备血。

2. 淋巴结活检 距耻骨结节旁 2 指做斜切口，显露卵圆窝，找到前哨淋巴结，将这一区域所有淋巴结一并切除留做病理检查，止血后缝合切口。

3. 腹股沟淋巴结清扫 可采用两侧腹股沟弧形切口，游离皮瓣，切除腹股沟部皮下组织、筋膜及浅深组淋巴结，留置引流管，缝合皮瓣。

4. 髂、腹股沟淋巴结清扫 在腹股沟淋巴结清扫的基础上，清扫髂血管周围的脂肪淋巴组织及盆筋膜、血管鞘等。

【注意事项】

1. 淋巴结清扫手术创面大、渗血多，操作应按正确平面分离，并彻底止血。

2．脂肪和淋巴组织切除后要仔细结扎，以免术后形成淋巴漏。

3．术中要注意保护血管、神经和皮瓣。

4．行淋巴结清扫术后，伤口应加压包扎，引流管接负压吸引，2～4d伤口无引流液后可拔引流管。

5．行淋巴结清扫术后应卧床2周，抬高下肢，以减轻下肢水肿。

6．行淋巴结清扫术后常常引起下肢水肿，应向患者交代清楚。

第九节 精囊囊肿治疗术

一、经膀胱精囊切除术

【适应证】

囊肿较大而症状明显者。

【禁忌证】

1．精囊感染未控制者。

2．伴有心、肺等重要脏器功能严重不全或全身状况差不能耐受手术者。

【操作办法及程序】

1．术前备皮、灌肠1次，备血400～800ml。

2．患者取平卧位，行硬膜外麻醉或全身麻醉。

3．常规消毒、铺巾。

4．做下腹正中或弧形切口。

5．于膀胱颈上方切开膀胱前壁，于双侧输尿管口插入输尿管导管以保护输尿管，于输尿管口与膀胱颈间横断膀胱三角区。

6．游离膀胱后壁，显露病变精囊。

7．切除病变精囊及囊肿。

8．缝合膀胱壁及切口各层，留置导尿管及耻骨后引流管。

9．切除标本留做病理检查。

二、经会阴精囊切除术

【适应证】

囊肿较大而症状明显者。

【禁忌证】

1．精囊感染未控制者。

2．伴有心、肺等重要脏器功能严重不全或全身状况差不能耐受手术者。

【操作方法及程序】

1．术前备皮、灌肠1次，备血400～800ml。

2．患者取截石位，行硬膜外麻醉或全身麻醉。

3．常规消毒、铺巾。

4．术前经膀胱镜插入双输尿管导管以保护输尿管。

5．在会阴距肛门2cm做弧形切口。

6．分离坐骨肛门窝，离断中央腱和直肠尿道肌。

7．切开前列腺精囊筋膜后层，于筋膜下分离病变精囊。

8．切除病变精囊及囊肿。

9．缝合切口各层，伤口留置烟卷引流。

10．将切除标本留做病理检查。

【注意事项】

1．术中注意保护输尿管，避免损伤。

2．经会阴切除精囊，切开前列腺精囊筋膜后层时，不宜过分向两侧延伸，以免损伤血管和神经束。